帰してはいけない小児外来患者 2

子どもの症状別
診断へのアプローチ

編集　東京都立小児総合医療センター

編集代表

本田　雅敬　東京都立小児総合医療センター 院長
三浦　　大　東京都立小児総合医療センター 循環器科/臨床試験科 部長
長谷川行洋　東京都立小児総合医療センター 内分泌・代謝科/総合診療科 部長
幡谷　浩史　東京都立小児総合医療センター 総合診療科/腎臓内科 部長
萩原　佑亮　東京都立小児総合医療センター 救命救急科

医学書院

帰してはいけない小児外来患者 2
子どもの症状別 診断へのアプローチ

発　行　2018年3月15日　第1版第1刷©
　　　　2018年7月1日　第1版第2刷

編　集　東京都立小児総合医療センター

発行者　株式会社　医学書院
　　　　代表取締役　金原　俊
　　　　〒113-8719　東京都文京区本郷1-28-23
　　　　電話　03-3817-5600(社内案内)

印刷・製本　大日本法令印刷

本書の複製権・翻訳権・上映権・譲渡権・貸与権・公衆送信権(送信可能化権を含む)は株式会社医学書院が保有します．

ISBN978-4-260-03592-7

本書を無断で複製する行為(複写，スキャン，デジタルデータ化など)は，「私的使用のための複製」など著作権法上の限られた例外を除き禁じられています．大学，病院，診療所，企業などにおいて，業務上使用する目的(診療，研究活動を含む)で上記の行為を行うことは，その使用範囲が内部的であっても，私的使用には該当せず，違法です．また私的使用に該当する場合であっても，代行業者等の第三者に依頼して上記の行為を行うことは違法となります．

|JCOPY| 〈出版者著作権管理機構　委託出版物〉
本書の無断複製は著作権法上での例外を除き禁じられています．複製される場合は，そのつど事前に，出版者著作権管理機構(電話 03-3513-6969，FAX 03-3513-6979，info@jcopy.or.jp)の許諾を得てください．

執筆者一覧(50音順)

相澤悠太	東京都立小児総合医療センター　感染症科
朱田博聖	東京都立小児総合医療センター　救命救急科
渥美ゆかり	東京都立小児総合医療センター　総合診療科
石立誠人	東京都立小児総合医療センター　呼吸器科
伊藤麻美	東京都立小児総合医療センター　神経内科/平塚市民病院　小児科
糸永知代	東京都立小児総合医療センター　内分泌・代謝科
井口智洋	東京都立小児総合医療センター　腎臓内科
井原　哲	東京都立小児総合医療センター　脳神経外科　医長
伊原崇晃	東京都立小児総合医療センター　救命救急科
岩田賢太朗	東京都立小児総合医療センター　救命救急科
大木寛生	東京都立小児総合医療センター　循環器科　医長
太田憲和	東京都立小児総合医療センター　整形外科　医長
小川優一	東京都立小児総合医療センター　総合診療科
菊永佳織	東京都立小児総合医療センター　腎臓内科
岸部　峻	東京都立小児総合医療センター　救命救急科
絹巻暁子	東京都立小児総合医療センター　総合診療科
榊原裕史	東京都立小児総合医療センター　総合診療科　医長
笹岡悠太	東京都立小児総合医療センター　救命救急科
佐藤裕之	東京都立小児総合医療センター　泌尿器科/臓器移植科　医長
下髙原昭廣	東京都立小児総合医療センター　外科
鈴木知子	東京都立小児総合医療センター　総合診療科　医長
住友直文	東京都立小児総合医療センター　循環器科
髙砂聡志	東京都立小児総合医療センター　循環器科
瀧口　舞	東京都立小児総合医療センター　救命救急科

執筆者一覧

竹井寛和	東京都立小児総合医療センター	救命救急科
立花奈緒	東京都立小児総合医療センター	消化器科
谷口昌志	東京都立小児総合医療センター	救命救急科
永松扶紗	東京都立小児総合医療センター	内分泌・代謝科
永峯宏樹	東京都立小児総合医療センター	循環器科
仁後綾子	東京都立小児総合医療センター	総合診療科
萩原佑亮	東京都立小児総合医療センター	救命救急科
長谷川行洋	東京都立小児総合医療センター	内分泌・代謝科/総合診療科 部長
幡谷浩史	東京都立小児総合医療センター	総合診療科/腎臓内科 部長
馬場信太郎	東京都立小児総合医療センター	耳鼻いんこう科 医長
濱田 陸	東京都立小児総合医療センター	腎臓内科 医長
春松敏夫	東京都立小児総合医療センター	外科
福島直哉	東京都立小児総合医療センター	循環器科
堀越裕歩	東京都立小児総合医療センター	感染症科 医長
本田雅敬	東京都立小児総合医療センター	院長
松島崇浩	東京都立小児総合医療センター	総合診療科
三浦 大	東京都立小児総合医療センター	循環器科/臨床試験科 部長
三上直朗	東京都立小児総合医療センター	腎臓内科
三山佐保子	東京都立小児総合医療センター	神経内科/総合診療科 部長
村井健美	東京都立小児総合医療センター	感染症科
村越孝次	東京都立小児総合医療センター	消化器科 部長
湯坐有希	東京都立小児総合医療センター	血液・腫瘍科 部長
横川裕一	東京都立小児総合医療センター	血液・腫瘍科
渡邊 完	東京都立小児総合医療センター	整形外科

まえがき

　皆様，この本を読んでいただきありがとうございます．

　2015年4月に『帰してはいけない小児外来患者』を出版して3年が経ちました．前作は崎山小児科院長の崎山弘先生からご提案いただき，東京都立小児総合医療センター（以下，当院）の医師らと協力して上梓いたしました．小児科の医師のみならず，他診療科の医師や，多職種の方からも興味をもって読んでもらい，ご好評もいただきありがとうございます．少しでも診療の役に立っていれば幸いです．

　その後，当院内外の医師から「帰してはいけない患者」がもう少し系統的にわかるようなものが作成できないかという意見をいただいており，今回『帰してはいけない小児外来患者2 子どもの症状別 診断へのアプローチ』を作成することとしました．本著では当院のERを担当する救命救急科や総合診療科の医師を中心に各症候へのアプローチをまとめてもらい，前作と同様に多数の診療科の医師に症例を書いてもらいました．症候から理解できる，さらに診療に役立つものになったと思っています．

　具体的には17の症候について，red flag（🟥），yellow flag（🟨）をつけて説明し，red flagなら「帰してはいけない」ことをわかりやすく示しました．またそれと症例を関連させ，それぞれのred flagに該当する箇所がわかるようにしました．症例は前作と同様に，診断名そのものではなく，診断に至るプロセスを大切にしています．

　前作では50近い症例，本著では30近い症例を解説しました．一部に重複する診断名もありますが，すべて異なった症例ですので，同時に前作も読みながら検討していただくと，より「帰してはいけない患者」とred flagの関係やピットフォールを理解していただけると思います．

　いずれにしても，この患者は「どこかおかしい」と気づくことができれば，その後はさまざまな手段をとることができます．気づくための重要な点として，前作では「問診を確実に取る，診察を的確にする，バイタルサインの異常を見逃さない，検査は適切に行い，検査結果だけを信用しない」ことが随所に書かれてい

ました．特に問診や家族の様子からかなりのことがわかり，それを見落としている可能性が最も多く指摘されていましたので，患者の訴えをきちんと聞く必要性と心構えを本著の第1章で書かせていただきました．

また「帰してはいけない患者」の多くは緊急性のある疾患で，バイタルサインとABCD（気道，呼吸，循環，意識）や見た目から判断し，対応できることがわかります（本著の第2章に挙げた症候の red flag を見ていただいてもわかるでしょう）．そこでこれらの重要性も第1章で記載させていただきました．特にバイタルサインの異常は極めて重要ですので，基準値は診察台の前にでも貼っておいていただくとよいでしょう．当院では，外来で看護師が全患者をトリアージしており，その点の見逃しは少ないと思いますが，すべての読者がそのような環境にはないでしょう．ぜひバイタルサインとABCD，および見た目の異常のチェックは覚えていただければと思います．

いずれにしても重要なのは「帰してはいけない患者」に医師が気づくことです．すべての疾患を経験し，理解することは困難です．そこで本著の red flag の記載がお役に立てるかと思います．

「帰してはいけない患者を帰さないこと」は診療経験の多い医師でも永遠のテーマであり，特に夜間1人で救急に携わる医師は不安なものです．誰もが不安を感じるこのテーマですが，本著と前作を合わせて読んでいただくことで，少しでも不安解消につながればと思います．

最後に，多忙な中で本著を書き上げた著者の方々，および医学書院の関係者に深謝いたします．

2018年2月

本田雅敬

目次

第1章
外来で帰してはいけない子ども　　1

「帰してはいけない小児外来患者」を見逃さないための心構え　　本田雅敬　2
- 問診を確実に行う　患者の訴えを聞く必要性　　3
- 患者の話を聞く心構え　10のコツ　　4

小児科外来での見逃しを防ぐために　　伊原崇晃　8
- 見逃しを完全になくすことは可能か　　8
- 患児のいまを把握する　　10
- 時間を味方につける　　14
- 「子どもだから」で過小評価しやすいポイントをおさえる　　17

第2章
症状別 帰してはいけない子どもの見つけ方　　23

症状総論① 泣き止まない　　伊原崇晃　24
- 症例1　10か月男児　小児科外来にも外傷はやってくる！　　萩原佑亮　30
- 症例2　2か月女児
- 症例3　日齢19男児　機嫌が悪い新生児の診断は？　　下髙原昭廣　35

症状総論② 哺乳不良　　絹巻暁子　39
- 症例4　5か月男児　心雑音もチアノーゼもないけれど　　永峯宏樹　43

症状総論③ 意識障害・けいれん　　谷口昌志・萩原佑亮　47
- 症例5　7か月男児　"頭部打撲後の意識障害"の診察　　立花奈緒・村越孝次　53
- 症例6　4歳男児　主訴から膀胱直腸障害と歩行障害に気づけるか？　　伊藤麻美・三山佐保子　58
- 症例7　1歳4か月男児　"たった1錠"なら帰してよい？　　谷口昌志　63

| 症状総論 ④ **失神** | | 榊原裕史 | 68 |

症例 8　9歳女児　来院時の心電図だけでは除外できないことがある　住友直文　73

| 症状総論 ⑤ **発熱** | | 萩原佑亮・三浦　大 | 78 |

症例 9　7歳男児　"4日目の発熱"が分かれ目　三浦　大　84
症例 10　6か月男児　嘔吐は胃腸炎だけとは限らない　福島直哉　89
症例 11　5歳女児　本当に胃腸炎ですか？　井口智洋・濱田　陸　93

| 症状総論 ⑥ **嘔吐** | | 渥美ゆかり | 97 |

症例 12　13歳女子　子どもの"痛い"をどこまで信じられるか　春松敏夫　102
症例 13　3歳男児　短時間で悪化する嘔吐は胃腸炎以外の状態を考える
　　　　　　　　　　　　　　　　　　　　　　　　　　　　長谷川行洋・永松扶紗　106

| 症状総論 ⑦ **下痢** | | 笹岡悠太 | 110 |

症例 14　11歳女児　胃腸炎の診断で思考を止めない　相澤悠太　116

| 症状総論 ⑧ **腹痛** | | 鈴木知子 | 121 |

症例 15　7歳男児　"飲める"胃腸炎にご用心　糸永知代・長谷川行洋　126
症例 16　9歳男児　どこまでが"腹痛"？　佐藤裕之　131

| 症状総論 ⑨ **頭痛** | | 瀧口　舞・萩原佑亮 | 136 |

症例 17　9歳女児　頭部打撲後の混乱した会話は経過観察できるか　井原　哲　142
症例 18　1歳5か月男児　抗菌薬を服薬しない重症急性中耳炎のゆくえ　馬場信太郎　146

| 症状総論 ⑩ **胸痛** | | 松島崇浩 | 150 |

症例 19　13歳男子　"運動時の胸痛"は要注意　髙砂聡志　156

| 症状総論 ⑪ **咳・喘鳴** | | 竹井寛和 | 161 |

症例 20　2歳男児　"左呼吸音の減弱"がポイント　石立誠人　166
症例 21　6か月男児　すべては疑うことから始まる　大木寛生　170

| 症状総論 ⑫ **咽頭痛** | | 仁後綾子 | 175 |

症例 22　14歳女子　急速に進行した咽頭痛は？　堀越裕歩　180

症状総論 ⑬ **頸部痛**	岩田賢太朗 185
症例23　7歳男児　気道閉塞症状に気をつけて	湯坐有希 191

症状総論 ⑭ **浮腫**	小川優一 197
症例24　3歳女児　むくみは強くないけれど	菊永佳織・濱田　陸 203

症状総論 ⑮ **皮疹**	朱田博聖 208
症例25　3歳女児　具合の悪くなる皮疹	村井健美 215
症例26　7歳男児　まれなSOSを見逃さないように！	横川裕一 220

症状総論 ⑯ **血尿**	幡谷浩史 226
症例27　11歳男児　頭痛や嘔気には要注意	三上直朗・濱田　陸 231

症状総論 ⑰ **歩行障害**	岸部　峻 236
症例28　1歳11か月男児　家族も医師も気づきにくい	太田憲和 244
症例29　9歳男児　子どもの跛行や歩行障害で疑うことは？	渡邊　完 249

第2章　診断名一覧　253

索引　255

装丁・本文デザイン　糟谷一穂

第 1 章

外来で帰してはいけない子ども

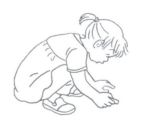

「帰してはいけない小児外来患者」を見逃さないための心構え

　ERや一般外来での「帰してはいけない」は医師にとって永遠の命題ですが，「帰してはいけない患者」を100%帰さないことは不可能でしょう．経験が助ける点もありますが，かえって「帰してはいけない患者」を多くみることで不安を増加させることになるかもしれません．様々な経験をすることで，鑑別すべき疾患が増加するうえ，一度も失敗しない医師はいないと思いますので，失敗体験がより心配を増幅させることにもなるでしょう．すべての疾患を経験することはできませんし，知識として有することもできません．

　では，どうすればよいのでしょうか．

　第1章の総論は2部に分け，本項では主に心構えを，次項でより実践的な考え方を記します．その後，第2章で各症候で具体的に何を注意すればよいのか，症例を交えながら述べていきます．

＊

　前作『帰してはいけない小児外来患者』（医学書院，2015）の症例をみれば，多くのことが理解できるでしょう．①問診を確実にとる，②診察を的確にする，③バイタルサインの異常を見逃さない，④検査は適切に行い，検査結果だけを信用しない，ことの重要性がさまざまに記載されています．

　また，前作では保護者の言葉に耳を傾ける必要性が，問題として最も多く記載されていることも特徴です．例えば「普段と異なる泣き方」「何となく活気がない」「最大のヒントは家族の話の中にある」「親の表情を見逃さない」「納得できないという母親の視線が次に結びついた」「問診で聴取すべきであった」など．その他，ワクチン歴，既往歴の聴取，成長発達歴の聴取などが診断に結びつくきっかけになったことも述べられています．

　本項では主に①について述べ，具体的な診療に関わる②～④については次項と第2章で解説します．

問診を確実に行う　患者の訴えを聞く必要性

　これは外来のみでなく，常に重要なことです．筆者は管理者としての経験が長いのですが，患者から苦情が届く医師は「十分に話を聞いてもらえなかった」あるいは「十分に診察をしてもらえなかった」などが不満の一部として入ることが多いのです．もちろんクレーマーのような患者も中にはいますが，苦情が届く頻度が多い医師は患者との十分なコミュニケーションがとれておらず，そのような医師は，看護師や外来受付の事務に聞いても同様に不満が多いのです．

　ニューヨーク・タイムズ紙では，"Doctor, Shut Up and Listen"[1]という記事で米国のJoint Commission(米国の医療機関の認証を行っているNPO)が「病院において健康状態が改善しない，悪化する原因の7割はコミュニケーションの問題による」という調査結果を発表しています．この数字は，医師の治療技術が原因となる場合よりも多いとされています．別の研究では，患者の2/3は診断内容を理解しておらず，6割以上が医師の指示を正確に理解していない，また医師が患者の説明を遮るまでの時間はわずか18秒であるとしています[1,2]．

　日本の調査(2008年，回答者数206人)では，患者にとって「信頼できる医師」とは，1位：説明(31%)，2位：対応・姿勢・人柄(25%)，3位：患者の話を聞く(24%)でした[2]．一方，別のアンケートで患者が病院を変更した理由は，1位：技術レベルが低い(42.6%)，2位：医師の説明が不十分(36.3%)，3位：医師の立ち居振る舞い(34.9%)，4位：医師とのコミュニケーションがとれない(31.2%)，5位：待ち時間が長い(25.8%)であり，患者自身が十分な説明を求めていることがわかります[3]．

　では，看護師はどう感じているのでしょうか．「いらっとする医師の態度」について尋ねると，1位：看護師の意見を聞き入れようとしない(26%)，2位：患者・家族の意向を聞かない(18%)，3位：あいさつなどのコミュニケーションをとらない(12%)が多く，患者の意向を聞かないことを重要視しているのがわかります[4]．

　以上のように，患者の話を聞くことは医師のみならず，患者側も必要としているものなのです．

患者の話を聞く心構え　10のコツ

以下に，筆者が具体的に役立つと感じているものを紹介します．❶はすぐには役立たないかもしれませんが，重要なポイントで本質的なことになります．

❶ コミュニケーション能力を身につける

コンピテンシー能力（成果を上げる人の行動特性）は，企業や医療においても育成が重要として2000年前後から考えられるようになってきました．この中で重要と考えられているのはコミュニケーション能力とチームをまとめる力です．本来コミュニケーション能力は小児期から備えているものであり，成人になってどう育成するかは病院でも企業でも課題になっています．さまざまな育成本が出ていますが，『ウォー・フォー・タレント』[5]と『EQリーダーシップ』[6]の2書は役立ちます（筆者自身が育成法を考えていた際に読んだのでやや古いのですが，良書です．コミュニケーション能力を高めるのに役立つので，時間のあるときに読んでもらえればと思います）．また本邦でも医療現場のコンピテンシー評価の方法は早くから出版されています．

現在，米国ACGMEの小児科専門医育成プログラムでもコンピテンシーは大きく取り上げられ，6課題中の1課題が"Interpersonal and Communication Skills"であり，コミュニケーションが重要視されています．日本小児科学会の専門医制度では，「こどもの総合診療医」の5課題の1つに「患者・家族との信頼関係」が挙げられています．

一般に35歳まではコンピテンシー能力の育成の効果が上がるとされており，評価方法（多職種からの評価）を確立し，よいフィードバックを本人に与え，メンターをつけることが勧められています．また患者役を使ったロールプレイやフィードバックは効果があったとされています．育成の詳細は本書の趣旨と外れるので，他書を参照してください．

❷ 他人（ロールモデル）の外来の方法を参考にする

筆者はレジデント面接などで「尊敬する医師」「ロールモデルとなる医師」を尋ねていますが，自分の直接の指導者（年齢が近い医師）であることが多く，その理由はどんなに多忙でも常に患者目線で考え，話をよく聞く医師であることが多

いです．ロールモデルとする医師の外来のスタイルを見ることは上達の早道となります．

❸ 患者が話しやすい環境を作る

患者が診察室に入ってきたときに，すでに話しやすい環境か否かは決まっています．医師が忙しそうな顔や渋面を作っていると，話を短くしないといけないと患者は思ってしまうでしょう．また患者調査の不満の中で「電子カルテばかり見て，患者自身を見てくれない」という苦情が極めて多いのです．東京都立小児総合医療センター(以下，当院)では「子どもたちの前ではいつも笑顔で」と話していますが，前述の『ウォー・フォー・タレント』[5]にも笑顔は営業成績を伸ばし，CCUでの患者の入室日数にも影響することが記載されています．笑顔は人が話しやすい環境を作れること，自分自身の意欲も伸ばせることは知っておくとよいでしょう．

❹ どんなに軽症にみえる患者でも心配には共感する

患者や保護者は心配で来院しているのであり，「何でこの程度でERに来たの？」などは禁句です．心配に共感していないと，本当は別の症状があっても，話せない環境を作ってしまいます．

❺ 最後に一言聞く

診察の最後に「このようなことがあれば再度来院してください」と話すだけでなく，「他に心配事はないですか」も聞くようにするとよいでしょう．ここで新たな問題がわかることも多いです．

❻ 問診の手順を決めておく

いきなり本題に入ったために，既往歴や服薬歴，アレルギー歴，ワクチン歴，発達歴などを聞き逃してしまうこともあります．問診は前述したように極めて重要なので，逃さないようにするには手順を決めておくことも重要です．患者や保護者が問診を入力するようなシステムを考えるのもよいでしょう．多忙な外来の診療の効率化は今後ますます重要になっていくでしょう．

❼ 患者や保護者の顔つきをよく見る

問診時に患者や保護者の顔つきから多くを理解できることは前作および本書でも記載されています．この状況で考える医師の勘が，かなり重要になるのです．「どこかおかしい」「何か心配そう」などが，その後の診療に結びついていきます．多忙でも電子カルテばかりを見ないようにしてください．

❽ イライラを解消する

外来では多数の患者が待っていることが多いでしょう．前の患者の保護者との会話でイライラすることがあったり，心配の余韻が残ったまま新たな患者をみるのは避けるべきです．例えば，トイレに行くなど環境を変える，深呼吸や座ったまま伸びをする，誰かと別の話をする，お気に入りの写真を見る，音楽を聴くなど，さまざまな方法で自分なりの解消法を考えておくとよいでしょう．また多忙なときほど事前に休憩時間を設定し，患者が待っていても，少しでも休めるように看護師や受付にあらかじめ伝えておくことも重要です．

❾ ワーク・ライフ・バランスを考える

病棟で重症患者を受け持ち，眠れずに夜間の診察に入ることなどは経験あると思いますが，これでは問診や診察で見逃しが増える可能性があります．本来はそのようにならない病院の仕組み作りが重要ですが，疲労をとる，少しでも仮眠をとるなど，チーム同士で休憩を考えることも極めて重要です．現代は働き方改革を考える時代です．前日の飲み過ぎなども要注意です．

❿ 翌日電話する

帰して大丈夫だったか，どうしても心配が残る患者はいるでしょう．その場合は，翌日に電話をして確認すればよいのです．心配しながらの診療はストレスが増すだけです．電話をかけて迷惑と思われることはほとんどありません．多くは感謝され，次に来院した際にお礼を言われることも多いでしょう．また，意外と症状は重いのに薬をもらったから大丈夫だと考えていることもあるので，来院を促すこともできます．

*

なお，診療形態により異なるため10のコツには入れませんでしたが，看護師

の「この患者さん，帰しても大丈夫ですか？」などの言葉も極めて重要であり，普段から良好なコミュニケーションをとっておくとよいでしょう．

「帰してはいけない小児外来患者」を帰さないことは，筆者にとっても常に命題です．「帰してはいけない」具体的な重要な症候の問診や診察の手順などは，次項や各論でわかりやすく記載されていますので参考にしてください．本項では問診の重要性と心構えを中心に記しましたが，筆者自身もいつもすべてできているわけではありません．

外来，特に救急外来ではほとんどが初めて会う患者です．どんなに勉強や実践をしても心配が解消されるものではないでしょう．上記の心構えが少しでも役に立てば幸いです．

■参考文献
1）Doctor, Shut Up and Listen. The New York Times, Jan 4, 2015. https://www.nytimes.com/2015/01/05/opinion/doctor-shut-up-and-listen.html（2018年3月最終確認）
2）日米の調査にみる医師と患者の信頼関係を生むコミュニケーションとは？ The 3Bees Post, 2015. http://www.3bees.com/blog/?p=1528（2018年3月最終確認）
3）原 聡彦：患者アンケートから読み解く！ 患者さんへの応対のあり方．ビズサプリ医療ポータル，2014. http://www.nec-nexs.com/supple/medical/column/hara/column003.html（2018年3月最終確認）
4）「医師と衝突したことありますか？」看護師の9割が医師との"バトル"を経験．日経メディカル A ナーシング，2015. http://medical.nikkeibp.co.jp/leaf/mem/pub/anursing/report/201505/542282.html（2018年3月最終確認）
5）エド・マイケルズ，他：ウォー・フォー・タレント─"マッキンゼー式"人材獲得・育成競争．翔泳社，2002. ＜『The War for Talent』の翻訳書＞
6）ダニエル・ゴールマン，他：EQ リーダーシップ─成功する人の「こころの知能指数」の活かし方．日本経済新聞社，2002. ＜『Primal Leadership』の翻訳書＞
7）病院コンピテンシー研究会（編）：コンピテンシーに基づく病院人事賃金の革新．経営書院，2000. ＜医療現場のコンピテンシー評価について詳しい＞
8）Accreditation Council for Graduate Medical Education: ACGME Program Requirements for Graduate Medical Education in Pediatrics. 2017. https://www.acgme.org/Portals/0/PFAssets/ProgramRequirements/320_pediatrics_2017-07-01.pdf（2018年3月最終確認）＜米国 ACGME の小児科専門医育成プログラム＞

（本田雅敬）

小児科外来での見逃しを防ぐために
症状を的確に把握し，過小評価しないために

　日々の小児科外来で「いま，この子どもを帰してよいのだろうか」と迷うことがあると思います．見逃しをしないためには勉学を重ね，さまざまな症例を経験することで診断能力を鍛えていく必要があります．しかし，それだけで見逃しはゼロになるのでしょうか．おそらく不可能です．

　それでは，どのようにすれば「いま，この子どもを帰してよい」と自信をもって判断できるようになるのでしょうか．それは，① 患児の現状を的確に把握する方法を身につけておくこと，② 時間を味方にすること，の2点が重要になってきます．本項では，小児患者でありがちな過小評価されやすいポイントをまとめて，以下の内容について説明していきます．

❶ 見逃しを完全になくすことは可能か
❷ 患児のいまを把握する：red flag，バイタルサイン，生理学的徴候
❸ 時間を味方につける：経過観察の仕方，自宅でみるときのコツ
❹ 「子どもだから」で過小評価しやすいポイントをおさえる：診察時に改善している，見た目がよい，痛みが軽度である，診断的治療

❶ 見逃しを完全になくすことは可能か

　帰してはいけない小児外来患者を100％見逃さないためにはどうしたらよいでしょうか．見逃しをゼロにする（感度を100％にする）唯一の方法は「全員を帰さないこと」ですが，これは現実的な方法ではありません．感度と特異度は相反する関係にあるため，感度を高めると特異度は下がります．感度と特異度の双方を同時に100％とするのはまず不可能です．

　緊急度の高い患児を早期発見し，診察の優先順位を決めるトリアージという方法があります．しかし，トリアージさえすれば解決できるわけでもありません．英国などで広く実施されているマンチェスタートリアージシステムを検証した研究では，小児患者に対し，実際よりも緊急度を低く見積もったアンダートリアージが12％，実際よりも緊急度を高く見積もったオーバートリアージが54％で

あったという報告があります[1]．オーバートリアージを50％以上認めても，アンダートリアージは10％以上存在することになります．つまり，緊急度，重症度の高い子どもを見逃さないためには，ある程度のオーバートリアージは容認することから始める必要があります．

また，医師としての経験を積むほどに気づくことは，外来初診で確定診断をすることの難しさではないでしょうか．外来で集めることができる情報は限られています．「受診1時間前からの発熱，他に随伴症状なし」というケースは非常によくあることですが，この状態での確定診断は困難な場合が多々あります．また，疫学的に外来患者の多くは「風邪」「胃腸炎」などですが，これらはゴミ箱診断と呼ばれます．ゴミ箱診断と呼ばれる病気の共通点は，頻繁に遭遇すること，そしてその病気を診断する特異的な方法がないことです．つまり，これらの疾患は一般的な経過を経て，治った時点で最終診断が決まります．その初期に確定診断することはできません．ある時点でいくら典型的な風邪の症状であっても，その症状が数か月続けば風邪とはいえないからです．

以上のことから「**診断名を正しくつけることで，緊急度・重症度が高い疾患を見逃さない**」というアプローチには限界がありそうです．

＊

ここで再確認すべきことは，外来において「診断名をつけること」は目の前にいる子どもに何が必要かを判断する「手段」であって，「目的」ではないということです．医療従事者も保護者も，「診断名」がつくと安心する傾向があります．「発熱しているけど，いまは問題ないから大丈夫です」と言われただけでは不安になりますが，「○○ウイルスによる上気道炎なので心配いりません」と言われると安心して帰ることができます．ただ，その結果がどうであれ治療方針に変更がないならば，そのための介入・検査は不要だといえます．小児は検査が大きな侵襲になるため，「家族が心配しているから検査する」ことは控えるべきです．

では，全員を帰さないといった非現実的な方法以外で，帰してはいけない小児外来患者を見逃さない有用な方法はないでしょうか．

❷ 患児のいまを把握する

● red flag

そこで登場するのが red flag（▢）です．「これがあったら他の所見がどうであろうと注意して対処しなさい」という症候別の所見で，この項目は多くの場合，病歴・身体所見からなっています．本書でも症候ごとに厳選された red flag がまとめてあります．これら red flag を伴う患者は決して安易に帰してはいけない，といえるでしょう．

ただし，red flag さえチェックすれば危ない疾患を見逃さずにすむかというと，残念ながらそんなことはありません．一般的に red flag は特異度の高い所見であり，決して感度の高い所見ではないからです．もちろん，緊急性が高い疾患が隠れていない，というためには「red flag がないこと」は必要条件です．ただ，十分条件ではありません．例を挙げるならば，虐待という緊急性の高い状態を疑う場合，全身に説明できないアザ（red flag）があれば帰してはいけないでしょう．ただ，当然のように，全身に説明できないアザがないから虐待ではない，だから帰してよい，とはいえないわけです．

red flag だけでは，帰してはいけない小児外来患者を見逃さないことは不十分なようです．では，われわれが外来でさらにできることはあるのでしょうか．

● バイタルサイン

その重要性を誰もが認識しながら，驚くほど軽んじられているのが診察の基本，バイタルサインです．バイタルサインは血圧，心拍数，呼吸数，体温で，最近では SpO_2 を含めることが多いでしょう．"vital"という単語には「生命に関する」という意味以外に「不可欠な」という意味もあり，文字どおり外来診療には不可欠です．それなのにどうしてバイタルサインの測定がおろそかになりがちなのでしょうか．それは小児の場合，測定時に動いてしまう，泣いてしまう，という理由で正確な測定が困難であったり，測定に時間がかかることが一番の理由だと推測します．しかし，バイタルサインは客観的評価指標であること，侵襲が少ないこと，それゆえに繰り返し評価することで経時的変化がわかるといった長所があります．また血液検査などと比して，異常が起こってから変化するまでの時間が短いことも外来向きな特徴といえるでしょう．

もちろん，小児のバイタルサインは不安，啼泣，疼痛，発熱といったさまざまな要素が影響を及ぼすため，解釈が難しいという問題点もあります．診察時には，こういった要素をなるべく取り除く努力をします(笑顔で接する，保護者に抱っこしてもらう，おもちゃを見せる，解熱薬で辛さを緩和する，など)．そのうえで継続するバイタルサインの異常を認めた場合には，安易に「子どもだから」で片づけず，異常と扱うべきです．バイタルサインにはそれだけの価値があります．

　バイタルサインの数字は，上がっている状態(高血圧，頻脈，頻呼吸，高体温)と下がっている状態(低血圧，徐脈，徐呼吸，低体温)に分けることができます．数字が上がっていれば，「原因を検索する必要がある状態」と判断します．原因検索をしながら頻回のバイタルサインの再評価，生理学的徴候の評価を継続していきます．小児は解剖学的，生理学的な未熟さから一回換気量，一回拍出量の増加が不十分であり，呼吸数，心拍数の増加で代償するため，頻呼吸，頻脈は注意を要する所見です．特に生理学的徴候の異常を伴わない頻脈は代償性ショックの可能性があります．SIRSの定義の中にも「平均心拍数が年齢別基準値を超える上昇，または他に説明のつかない30分～4時間以上持続する上昇」という記載があります[2]．とはいえ，外来で4時間の経過観察を実施するのは困難であるため，各施設ごとに目安になる時間を決め，継続観察で頻脈が続く場合には入院による経過観察を考慮するとよいでしょう．

　バイタルサインで数字が下がっている状態では生理学的徴候の異常を伴うことが多く，「即時的な緊急介入」が必要です．待てる状態ではありません．

　バイタルサインの正常値は年齢ごとに異なるため，図1などを用いて確認するとよいでしょう．手間だと思わず，そのたびに確認することが重症患者を見逃さない鍵となります．

● 生理学的徴候

　現状を判断するもう1つの指標である生理学的徴候とは，いわゆる「ABCアプローチ」で，A(Airway：気道)，B(Breathing：呼吸)，C(Circulation：循環)，D(Disability：意識)，E(Exposure and Environmental control：環境要因[体温など])の順に確認していきます．小児ではPAT(pediatric assessment triangle：見た目，呼吸努力，皮膚への循環の評価)で用いられるA(Appear-

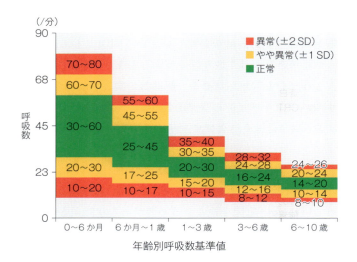

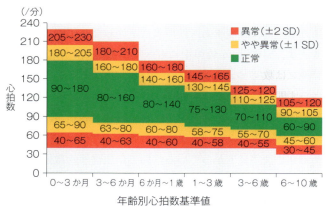

図1　小児のバイタルサイン
(Canadian Pediatric Triage and Acuity Scale より)

ance：外観）もここに含めます．外観の異常があれば「緊急で介入を要する何か」が起こっていると判断してください．外観の異常は，換気・酸素化・脳血流・身体のホメオスタシスの適切性・中枢神経機能を反映しています．生理学的徴候を評価する長所は，侵襲が少ないこと，それゆえに繰り返し評価することで経時的変化がわかることはバイタルサインと同様です．異なる点としては身体所見が評価の中心となるため主観が入りやすく，習熟していないと容易に異常を見

表1 Pediatric Early Warning Score(PEWS)

点数	0	1	2	3
行動	遊んでいる/適切な行動	睡眠中	不機嫌	ぐったり/意識レベル低下 or 痛み刺激への反応低下
循環	血色良好 or CRT 1〜2秒	蒼白 or CRT 3秒	チアノーゼ or CRT 4秒 or 正常上限より20以上の頻脈	チアノーゼおよび網状チアノーゼを認める or CRT 5秒以上 or 正常上限より30以上の頻脈 or 徐脈
呼吸	正常範囲	正常上限より>10回で呼吸補助筋を使用	正常上限より>20回で陥没呼吸を認める	正常下限より5回以上少なく陥没呼吸を認める
	陥没呼吸なし	FiO_2 30%以上 or 酸素流量3L/分以上	FiO_2 40%以上 or 酸素流量6L/分以上	FiO_2 50%以上 or 酸素流量8L/分以上

β刺激薬の吸入を15分おき以上に必要とする場合や術後嘔吐が続く場合は点数を2点加える. 急変した患者では合計4点以上もしくはどれかの項目が3点を示していた.
〔Monaghan A, et al: Detecting and managing deterioration in children. Pediatr Nurs 17(1): 32-35, 2005 より〕

逃す可能性があるという点が挙げられます.

　バイタルサインは数字が高値か低値かでその緊急性は異なりますが,生理学的徴候の異常は必ず即時の緊急介入を要する重要なポイントです.

　時間経過を評価する場合,バイタルサインは誰かに測定を依頼しても客観的な数値として評価できますが,生理学的徴候は評価者が変わるとその変化をつかみにくいことがあります.よって,経時的変化を評価する際には,手間を惜しまず患児のもとに何度も足を運び,その都度評価することがコツといえるでしょう.

● Pediatric Early Warning Score(PEWS)

　一般的に小児は急変するというイメージがあります.ところが,そうではないことを示したのがPEWSの研究です(**表1**).PEWSとはバイタルサインと生理学的徴候(外観,陥没呼吸の有無や皮膚への循環やCRT〔capillary refill time:毛細血管再充満時間〕)の組み合わせで点数をつける方法です.この研究では入院中に急変した患児のPEWSを後ろ向きに評価しました.結果,急変した患児の85.5%は事象発生の24時間前までに点数の悪化(いずれかの項目が3点,もしくは合計で4点以上)を認めました.その点数の悪化を認める時間の中央値は11時間36分だったのです[3].小児は一般的に思われているように急変するのではなく,まわりの大人たちが子どもの出しているサインに気づいていなかったとい

えます．

　もちろん，診察時のバイタルサイン，生理学的徴候に異常がなくても急ぐ疾患は多々あります．例えば，リチウム電池の誤飲など主訴からわかるものや，精巣捻転，腹膜刺激が存在している状態など，丁寧に身体診察をすることでわかることもあります．こういった病歴，身体診察で判断する疾患群は一般的に red flag の考え方で見つけやすいといえます．これらを見逃さないための近道はなく，症候学を丁寧に勉強していくしかありません．

❸ 時間を味方につける

　帰してはいけない患者を見逃さない，と考えていても決してゼロにはなりません．そこで発想の転換が必要になります．それは「帰してはいけない患者を見逃しても気づけるようにしておく」ということです．そのために何が必要かを考えてみましょう．

　侵襲が最も少なく，情報量が最も多い評価方法は「経時的変化」です．だからこそ，「後医は名医」となるわけです．時間経過を追うことで情報量は飛躍的に増えます．また，小児は疫学的に軽症が多いため，待つことができる症例の割合が高いといえます．例えば「数か月続く風邪」は，「数か月経っても症状が持続している」という経時的変化こそが明らかに異常だと教えてくれます．他に急性虫垂炎のように進行性の疾患を疑っている場合，症状が時間とともに完全寛解すれば，その疾患は否定的だと判断できるでしょう．検査が大きな侵襲になり，重症はごくわずかという小児患者の特徴を考えると，経時的変化の観察は成人以上に有効な方法だといえます．

　もちろん，大前提として「いまの状態で待てる」と正しく評価することが必要です．つまり，診断名をつけるのではなく，判断をするのです．いまの時点でまだ待てると現状を評価するのに有効な手段が，前述したバイタルサインと生理学的徴候なのです．

● 経過観察の仕方　経過観察の 4P

　経過観察を行う際には，事前に必ず確認すべきポイントが 4 つあります．それは Parameter（項目），Period（期間），Plan（異常があった場合のプラン），

> ▶経過観察の4P
> ・Parameter（項目）
> ・Period（期間）
> ・Plan（異常があった場合のプラン）
> ・Place（場所）

Place（場所）です．筆者はこれらの頭文字をとって「経過観察の4P」と呼んでいます．各項目について，どういう意味なのか，どこに注意すべきかを説明します．

● Parameter（項目）

　経過観察する際にはどの項目をみていくかを事前に確認する必要があります．心拍数や体温といったバイタルサインを評価項目として観察するのか，あるいは食欲や痛みの程度などを評価項目にするのか，もちろんその複合でも構いません．重要なことはそこで意識して項目を選択するということ，そしてその項目が想起している疾患の病勢と一致するかどうかを考えることです．皮疹の広がりなど，文章では客観的に記載できない内容に関しては，写真などで客観的な情報を残しておくほうがよいでしょう．

● Period（期間）

　想起している疾患によって，分単位なのか，時間単位なのか，あるいは日単位なのかは異なります．抗菌薬投与の効果判定なども疾患によって異なるため，その期間を意識するようにします．

● Plan（異常があった場合のプラン）

　上記のParameterに異常があった場合にどのようにアクションを起こすか考慮しておきます．異常があってもプランがなければ，それは経過観察としては不十分です．

● Place（場所）

　経過観察する場所です．外来でしばらく観察する場合もあれば，一般病棟で入院，さらには集中治療室で入院して経過を観察する場合もあります．最も多いのは自宅での経過観察です．どこで観察するべきかは，他の3つのPで決まります．詳細なバイタルサインの観察は自宅では行えません．気道のトラブルなどを想起する場合には，いざというときに対処すべく気道確保ができる場所で観察をすべきでしょう．

開業医など，待合で数時間の観察を行うことが困難な場合，一度帰宅させたのちに再度診察を行うこともあります．この場合，想起する病態によって再受診のPeriod（期間）が数時間後のこともあれば翌日，数日後ということもあると思います．同じ医師が同じ目線で評価することにより，微細な変化にも気づきやすいといった利点があります．

*

経過観察は頻繁に行われています．外来で確定診断がつかずに帰宅する患児は，基本的に自宅での経過観察を指示しているということを意味します．そのため，上記のいずれかの要素が欠如していないか注意深く確認をしてください．目的がないのに行う「何となくの経過観察」，判断を先送りにしているだけの「時間稼ぎの経過観察」は，これら4つのPを毎回確認することで避けることができます．根拠をもった積極的な経過観察ができるようになれば，見逃さないための非常に強力な武器となります．

● 自宅でみるときのコツ

病院で診断がつかない場合は，継続した評価，経過観察を家族に依頼することになります．その際にもちろんバイタルサインの測定や生理学的徴候を自宅で評価できれば理想的なのですが，実際には一般の家庭での評価は難しいでしょう．さらに，子どもは自分1人で病院に赴き受診することはできません．保護者の協力と理解が子どもを助けるために必須なのです．そのため，「何かあったら来てください（有事再診）」で済ますのではなく，① どのような疾患でも再受診したほうがよい徴候，② 想起している疾患固有の再受診したほうがよい徴候，の2点を個別に指導します．記録をつけてもらうことも有用です．

① どのような疾患でも再受診したほうがよい徴候

「ぐったりの程度が強い」「呼吸が苦しそう」「痛みが強い，または泣き方がおかしい」の3点です．「ぐったり」は重症感染症や中枢の異常を示唆する重要な所見です．「呼吸が苦しそう」は気道，呼吸，そして代謝性アシドーシスの代償などを考慮します．「痛みが強い」は小児では重症疾患に特異度が高いものではありませんが，強い痛みが緊急性の高い疾患を疑う唯一の所見であることも経験します．「泣き方がおかしい」場合には意識障害や強い痛みを訴えようとしているかも，と考えます．

② **想起している疾患固有の再受診したほうがよい徴候**

先ほど説明した red flag が重要です（☞ p10）．

❹「子どもだから」で過小評価しやすいポイントをおさえる

　小児の特徴として，成人と比べ症状をうまく訴えることができない点が挙げられます．そのため，知らず知らずの間に病状を過小評価しがちです．一般的なバイアスに関しては前作『帰してはいけない小児外来患者』で紹介されているので，小児特有の見逃しやすいポイントについて説明します．

◉ 診察時に改善している　症状が改善していたら考える PITFALL

　小児では強い症状を訴えて受診しても，診察時には改善していることがよくあります．その際は「原因はよくわからないけど，よくなったから大丈夫でしょう」という説明をするでしょう．しかし，「改善したから大丈夫」には例外があることに注意します．症状が改善しても要注意な疾患群を筆者は"PITFALL（落とし穴）"の語呂合わせで毎回チェックしています．

- **Parameter（評価項目は合っているか？）**

　例えば，新生児の発熱で受診時に解熱している場合，体温という項目だけに注目して解熱したから大丈夫，とはいえません．

- **Interval（間欠期をみていないか？）**

　間欠的な啼泣で有名な疾患は腸重積です．これは蠕動運動を行う臓器の間欠期（概ね 20〜40 分）を超える十分な時間，症状が消失していることを確認する必要があります．

- **Time course（時間経過とともに改善する疾患を想起しているか？）**

　この特徴をもつ疾患にはアナフィラキシーや失神，けいれんなどが挙げられます．これらは自然に治っても再発しやすいため，その後の対処について説明が必要です．基本的には症状があったときに ABCD（気道，呼吸，循環，意識）の異常がなかったのか，詳細な病歴聴取を行うことで推測します．

- **Form changing（一過性の形状変化によって引き起こされる疾患を想起しているか？）**

　身体の中で何かが詰まる，ねじれる，曲がる，飛び出すなどの形状変化に伴う症状だった場合，時間とともに形状が元に戻れば完全寛解します．成人であれば

> ▶症状が改善していたら考える PITFALL
> - Parameter(評価項目は合っているか？)
> - Interval(間欠期をみていないか？)
> - Time course(時間経過とともに改善する疾患を想起しているか？)
> - Form changing(一過性の形状変化によって引き起こされる疾患を想起しているか？)
> - ALleviating factor(寛解因子によって過小評価していないか？)
> - Lie(患者や保護者は嘘をついていないか)

一過性脳虚血発作や狭心症などが有名です．小児では精巣捻転や卵巣茎捻転，鼠径ヘルニアや肘内障などがこれに相当します．基本的にこういった形状変化をきたすのは血管や腸管など細長い形をしているものです．

● ALleviating factor(寛解因子によって過小評価していないか？)

診察時には寛解因子が加わっていたり，増悪因子が取り除かれている状態だった場合に考慮します．運動時に出た症状が受診時は安静にしているので改善している，といった場合がこれに相当します．こういった状態を疑うにはその症状がどのような状況で起こったのか，詳細な病歴で確認する必要があります．乳児でよくあるのは転倒に伴う鎖骨骨折です．これは仰臥位では痛みが改善するため，診察台の上ではにこにこと笑顔だったりします．しかし，脇から手を入れて抱っこすることで痛みが誘発され啼泣します．啼泣が起こっていたときの状況を詳しく確認し，診察時にも同様の状況を再現して，それでも泣き止んでいるのかを評価する必要があります．

● Lie(患者や保護者は嘘をついていないか？)

学童期以降になると注射が嫌でよくなったと嘘をつくかもしれません．また，見つかっては困ることがあった場合も，いち早くその場を離れたくて嘘をつくかもしれません．子どもが嘘をつく場合には，妊娠や外性器の疾患が隠れていることもあります．保護者が嘘をつく場合には虐待などがあります．

◉ 見た目がよい

ぐったりは重症感染症や中枢の異常を示唆する重要な所見だと説明しました．「何だか危ない」という医師の直感(gut feeling)が重症感染症の診断に有用かを調べた研究があります．その結果は重症感染症の存在に対して，感度は61.9％,

特異度は 97.2％ で陽性尤度比は 22.4 でした[4]．この結果からいえることは，特異度が非常に高いことから，「何だか危ない」と感じた子どもはやはり危険である，ということです．ただ，感度はそれほど高くないので，「何だか危ない」と感じないから危険ではない，とは決していえません．

● 痛みが軽度である

　小児は成人よりも痛みに強いといえます．しかし，多くの大人が真逆のイメージをもっているのではないでしょうか．これは「子どもはちょっとしたことで泣く」という印象から派生しています．転んだから泣いた，注射で泣いた，など．実際には四肢の骨折など，成人も小児も同じように起こる疾患では，成人のほうが痛がる傾向にあると筆者は感じています．注射などで観察される小児の啼泣は，痛みよりも驚きや不安のほうが強く作用しているのです．

　「それほど痛くなさそうだから軽症だろう」と判断されることはたびたびあります．「本当に危ない疾患だともっと痛いだろう」「本当に危ない疾患ならば泣き叫んでいるだろう」，これらは間違ったイメージです．痛みが軽くみえることだけで危険な疾患を除外してはいけません．

● 診断的治療

　診断的治療は小児診療のいろいろな場面で遭遇します．例えば，「浣腸をしたら改善したので危険な腹痛ではない」「鎮痛薬が効いたので危険な頭痛ではない」などが挙げられます．しかし，これらに根拠はあるのでしょうか．

　こういった場合，プラセボの効果を考慮する必要があります．文献上，6 歳以下の幼児でプラセボの効果は不明です．6 歳以上の小児では片頭痛や ADHD（注意欠如・多動症）など限られた疾患しか研究がないものの，プラセボの効果は成人よりも大きいようです[5]．

● オッカムの剃刀を過剰に適応しない　ABCD の確認

　外来で急性疾患を診断する場合に「オッカムの剃刀」は非常に重要な考え方です．オッカムの剃刀とは，いま目の前で起こっている疾患に関して必要以上に多くの事象を考える必要はないという原理です．つまり，一元的に説明できるかどうかというものです．例としては，嘔吐している患児に急性虫垂炎と急性髄膜炎

> ▶「オッカムの剃刀」で確認する ABCD
> • Another chief complain(主訴が間違っている)
> • Baseless(根拠がない)
> • Comorbidity(併存しうることがわかっている疾患の組み合わせ)
> • Duration(病期が不適切)

が同時に起こることはまれなので,急性虫垂炎を診断できれば,その嘔吐の原因として急性髄膜炎も考慮する必要はないということです.無駄な仮定を削ぎ落としてくれることから剃刀と表現されます.この考え方は情報が少ない外来では非常に有用です.

しかし,この「オッカムの剃刀」が有効ではない症例でも間違って利用されている場面にたびたび遭遇します.間違って適応してしまっている原因を筆者はABCDの語呂合わせで考えるようにしています.

● Another chief complain(主訴が間違っている)

主訴をうまく訴えることができない小児では主訴を間違いやすいです.「下痢はしていませんか?」→「少し軟らかいです」とか,「鼻水はありますか?」→「少し出ています」といったやりとりがあった場合,それが真に病的なのか注意深く評価しないと,それぞれが「下痢」「鼻汁」といった主訴に置き換えられてしまいます.軽微な随伴症状をある程度の期間伴うことが多い小児では,症状をうまく訴えられないことも相まって,今回受診した主訴を誤って解釈してしまうことがあります.間違った主訴で想起した鑑別疾患は,真の原因を除外するには不十分です.

● Baseless(根拠がない)

ゴミ箱診断の特徴は特異的な所見がないことだと説明しました.こういった確定診断ができない疾患は他の疾患を除外するのに十分な力を持ち合わせていません.そのため,「下痢・嘔吐があって胃腸炎っぽいから,心筋炎ではない」と単純にはいえません.除外したい疾患が危険なものであればあるほど,その疾患を除外するための評価が必要です.

● Comorbidity(併存しうることがわかっている疾患の組み合わせ)

乳児では発熱した患児に対し,RSウイルスの迅速検査が陽性であっても尿路感染が除外できないことは有名です.ウイルス性の呼吸器疾患が迅速検査などで

証明されても川崎病は否定できないことも，よく知られています．こういった疾患の組み合わせは個別に覚えていくしかありません．

- **Duration（病期が不適切）**

長期間続く疾患であれば，その間に他の疾患になることは当然あり得ます．症状の経過を確認し，慢性疾患が徐々に悪化してきたのか，慢性疾患に他の急性疾患が重なったのかを病歴で確認します．

◉ 全身観察と身体診察

小児は症状をうまく訴えることができないため，診察の際には全身を丁寧に観察する必要があります．腹痛を訴えていても，原因は扁桃腺炎や呼吸器感染症，喘息発作，精巣捻転など，腹腔外の疾患であることにたびたび遭遇します．また，3歳頃から小学校低学年くらいまでの小児はどんな質問でも「Yes」と答えがちです．そのため，「ここが痛いの？」と聞いて「うん」と答えた場合でも，その信憑性を疑う必要があります．そういった場合に身体所見は有用です．一般的に身体所見の感度は不十分ですが，特異度は高いものが多く，「身体所見は嘘をつかない」という格言のとおりです．

◉ compatible（矛盾しない）とdiagnostic（診断的）

小児は症状をうまく訴えられないため，軽い所見を集めて「〇〇病で矛盾しない」と評価されがちです．しかし，それは矛盾しないだけであって，診断的なわけではありません．さらに，自分に都合のよい情報ばかりを集めてしまうバイアスが生まれやすい状況でもあります．これを取り除くには，想起する疾患が絞られたタイミングで，それぞれの所見でこの疾患と合致しないところはどこか，という目線でカルテを再度吟味してみることです．

危険な疾患をルールインするのに理由は1つ（red flag）で十分ですが，ルールアウトするためには複数の理由が必要です．単独の理由で除外しようとすると，見逃しは必然的に増えます．

*

症状をうまく訴えられず，それなのに検査が大きな侵襲となってしまう小児では，重症例が少ないこともあってそのすべてを見つけ出すことは困難を極めます．その中で「軽症である」と診断するのは難しいかもしれません．しかし，丁

寧な診察でバイタルサインと生理学的徴候に目を配ること，わずかな異常でも「子どもだから」で済まさないこと，こういった基本を日々積み重ねることで現時点では「重症ではない」ことが判断できます．わずかな重症の患児を見逃さないためには子どもの声なき声に耳を傾けることが王道なのです．

また，帰してはいけない小児患者を見逃さないことは目指すべき目標ではありますが，ゴールではありません．ゴールは目の前にいる子どもを助けることです．そのためには外来診察の限界を知ったうえで，家族に診療のバトンをしっかりと手渡すことが，外来診察には求められるのではないでしょうか．

■参考文献

1) van Veen M, et al: Manchester triage system in paediatric emergency care: prospective observational study. BMJ 337: a1501, 2008. ＜マンチェスタートリアージシステムでは小児の評価でアンダートリアージが12％，オーバートリアージが54％であった＞
2) Goldstein B, et al: Pediatric Sepsis. International pediatric sepsis consensus conference: definitions for sepsis and organ dysfunction in pediatrics. Pediatr Crit Care Med 6(1): 2-8, 2005. ＜成人のSIRSをもとに，小児のSIRSを定義した流れが記載されている論文＞
3) Monaghan A, et al: Detecting and managing deterioration in children. Pediatr Nurs 17(1): 32-35, 2005. ＜PEWSの研究．院内で急変した患者の多くがPEWS合計4点以上，もしくは1つのカテゴリーで3点を示していたという＞
4) Van den Bruel A, et al: Clinicians' gut feeling about serious infections in children: observational study. BMJ 345: e6144, 2012. ＜何となく危ない(gut feeling)という医師の感覚は重症感染症に対して特異度が高く，その評価は必ずしも医師の経験年数と直結しないという研究＞
5) Weimer K, et al: Placebo effects in children: a review. Pediatr Res 74(1): 96-102, 2013. ＜小児のプラセボに関する総説＞
6) Green SM, et al: Emergency department children are not as sick as adults: implications for critical care skills retention in an exclusively pediatric emergency medicine practice. J Emerg Med 37(4): 359-368, 2009. ＜救急外来を受診する成人患者は小児患者と比べて蘇生トリアージが1.93倍，入院率が3.47倍，呼吸・循環での介入が4.59倍であった＞
7) Kaluarachchi D, et al: When to perform urine cultures in respiratory syncytial virus-positive febrile older infants? Pediatr Emerg Care 30(9): 598-601, 2014. ＜発熱を認める生後3～12か月の乳児ではRSウイルス迅速検査が陽性であっても6.1％に尿路感染を認めたという研究＞
8) Turnier JL, et al: Concurrent respiratory viruses and Kawasaki disease. Pediatrics 136(3): e609-614, 2015. ＜ウイルスによる呼吸器感染症に川崎病を併発する頻度に関しての研究＞

（伊原崇晃）

第2章
症状別 帰してはいけない子どもの見つけ方

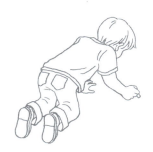

　症例に示したflag(🚩🚩)は、各症例の前にある症状総論のflag番号と対応しています。

症状総論① 泣き止まない

> **安易に帰してはいけない啼泣**
> 1. 家族が異常だと感じる啼泣
> 2. バイタルサイン・生理学的徴候に異常を認める
> 3. 持続する啼泣
> 4. 診察時には泣き止んでいるが，病歴・身体所見で留意すべき点がある

1 家族が異常だと感じる啼泣

　「子どもは泣くのが仕事」といわれるように，泣いている子どもが異常なのか判断することはなかなか困難である．しかし，子どもは大人と違い症状をうまく訴えることができないため，啼泣に関してはいつでも「何かを訴えようとしているのではないか」と考える必要がある．啼泣の異常は時間，発生するタイミング，泣き方や声の調子などいろいろな要素を含む．

　繰り返す過剰な啼泣に関しては，乳児疝痛（baby colic）が有名である．これは特別な理由なく続く啼泣で，一般的に「たそがれ泣き」と呼ばれる．乳児疝痛は午後3〜11時に多く，過度の啼泣が1日に3時間以上，週に3日以上，3週間以上続くものと定義されている．しかし，啼泣する時間は個人差が大きいため，これ以上泣いていたら異常というカットオフを決定することは非常に困難である．そのため，保護者が何を異常と感じているか，詳細な問診を行う必要がある．

　家族が異常だと感じる泣き方は，重症感染症の診断に特異度の高い所見である．また，ある研究では発熱がなく，泣き続けていることだけを主訴に救急外来を受診する乳児の5%に重篤な疾患が隠れており，61%に放置しておくと何ら

かの介入を要する疾患が存在しているとしている[1]．そのため，安易に「子どもは泣くものだから」と考えてはいけない．

◀診断へのアプローチ▶

とにかく病歴と身体診察が最も重要である．

家族が何を根拠に「泣き方がおかしい」と感じているかを明らかにする．持続時間なのか，泣く声が異常なのか，普段の啼泣との違いを詳しく聴くことで異常であることを認知する．異常であると判断したならば，きっかけがあったのかを確認する．外傷など，きっかけがはっきりしている場合も多い．

その後は本人の訴えがわからない以上，鑑別は多岐にわたり，緊急性の高い疾患を見逃さないために網羅的な診察をする必要がある．表1に泣き止まない小児の鑑別疾患を示す．これら鑑別疾患を想起しながら脱衣を行い，頭からつま先まで全身を入念に診察し，病歴と合わせながら確認していく．

2 バイタルサイン・生理学的徴候に異常を認める

泣いている状態では頻脈，頻呼吸といったバイタルサインの異常を伴いやすい．しかし，それが啼泣の原因なのか，啼泣による結果なのかをすぐに判断することは困難である．そこで啼泣の原因として呼吸不全や循環不全といった病態がないか，生理学的徴候を評価する必要がある．例としては肺胞障害を意味する呻吟は啼泣として見逃されやすく，また生理学的徴候に異常がなくても頻脈が続けば代償性ショックや不整脈を考慮する．その他，小児のGCS（Glasgow Coma Scale，☞ p49の表1）に「不機嫌な啼泣」など，啼泣にまつわる項目が複数あることからもわかるように易刺激性や意識障害も啼泣という症状で受診しうる．

◀診断へのアプローチ▶

生理学的徴候および，その経時的変化を評価すべきである．ぐったりしているなど，生理学的徴候の異常を伴う場合には，全身状態の安定化と並行して網羅的に病歴，身体所見を確認する．その際には緊急度の高い敗血症，髄膜炎，脳炎，中毒，腸重積を考慮することを忘れない．出生歴や発育歴などの一般的な問診に加え，外傷歴や家族の使用している薬剤についての問診なども漏れなく行う．ま

表1 泣き止まない小児の鑑別疾患

	common	critical
頭頸部	角膜損傷，眼内異物（まつげ），中耳炎，粘膜疹，口蓋熱傷	緑内障
心血管系		心筋梗塞，心筋炎，心不全，発作性上室頻拍
呼吸器系	上気道炎	異物誤飲，肺炎，窒息，気胸
消化器系	呑気，便秘，裂肛，胃食道逆流，ミルクアレルギー	虫垂炎，腹膜炎，腸重積，胆嚢炎，Hirschsprung病，腸軸捻転，腸閉塞
泌尿器系	陰嚢水腫，尿閉，亀頭包皮炎	精巣捻転，鼠径ヘルニア，尿路感染，ヘアターニケット
筋骨格系		骨折，骨髄炎，関節炎，ヘアターニケット
神経系		頭部外傷，頭蓋内圧亢進，髄膜炎，脳炎
皮膚	虫刺され，アトピー性皮膚炎	熱傷，蜂窩織炎
代謝・内分泌系		低血糖，電解質異常，褐色細胞腫，甲状腺機能亢進症，先天性代謝疾患
中毒		薬物中毒，CO中毒，薬物離脱
その他	空腹，予防接種後，乳児疝痛（baby colic）	敗血症，虐待

〔Herman M, et al: The crying infant. Emerg Med Clin North Am 25(4): 1137-1159, 2007 より改変〕

たワクチン接種後の局所反応による疼痛で啼泣が続くという報告もあるため，ワクチン接種歴なども重要である．

3 持続する啼泣

家族が普段と異なり持続する啼泣だと訴える以上，たとえ特異的な所見がなく全身状態がよかったとしても「異常のない啼泣」として安易に帰宅させてはいけない．

診断へのアプローチ

生理学的徴候が保たれており全身状態がよい場合も，啼泣が続いている以上は鑑別疾患に沿った網羅的な問診・身体診察を行う．啼泣を主訴に来院した小児の約70％が病歴と身体診察で原因を特定できるといわれている．それでも原因が

特定されない場合は尿検査・尿培養，角膜のフルオロセイン染色，便潜血を考慮する．ある研究では診断がついた啼泣のうち，病歴と身体所見で異常を認めず，検査でのみ診断がついたものは全体の 0.8% であった[2]．そのため，丁寧な問診・身体診察を行わずにルーチンで検査をしてはならない．

これらで診断がつかず，啼泣が続く場合は 1〜2 時間の経過観察を行う．それでも続く啼泣には敗血症としてのワークアップ，中毒のスクリーニング，頭部 CT の必要性を考慮したうえで入院，経過観察が妥当である．

乳児疝痛は特異的な所見がなく，初診時に診断することは不可能であるため，初回の異常な啼泣は注意が必要である．また，乳児疝痛を疑う既往がある乳児であっても，他の新たな原因がないか検索する必要がある．

また，泣き止まない乳児は保護者に多大なストレスを与え，自分のケアの仕方が悪いのではないか，自分は親として失格なのではないか，と自信喪失を起こしうる．これは産後うつや虐待，ネグレクトの危険因子といわれている．実際，ある研究では泣き止まない乳児に対し 26% の保護者が殺意を感じたとされている[3]．他の研究では 5.6% の母親が啼泣している自分の子どもに対し，口を覆う，叩くなどの行為を経験していると報告している[4]．保護者の肉体的，精神的な状況を把握し，育児に参加できる家庭内メンバーの提案，各種公共サービスの紹介や，心配があればいつでも受診してもらえることを伝える必要がある．

4 診察時には泣き止んでいるが，病歴・身体所見で留意すべき点がある

泣き止まないという主訴の乳児が，診察時に泣き止んでいることはたびたび経験する．「原因はわからないが改善したので問題ない」という考えは必ずしも正しくない．この場合には総論にも記した PITFALL の語呂合わせで潜在しているリスクを考える必要がある（☞ p 17）．

● Parameter（評価項目は合っているか？）

「泣き疲れてしまって，いまは寝ています」とはよくある状況である．しかし，その状態は意識障害の増悪や泣く力がなくなるほどグッタリとしている可能性も考慮すべきである．泣き止んだ時点でのバイタルサインや生理学的徴候を再度評価すること，帰宅させる前には覚醒させてから評価することが必要である．

- **Interval（間欠期を見ていないか？）**

　間欠的な啼泣や意識障害の原因として腸重積は有名である．異常がないことを十分な時間，観察する必要がある．

- **Time course（時間経過とともに改善する疾患を想起しているか？）**

　アナフィラキシーやけいれんなど，時間とともに自然軽快する疾患が啼泣の原因の場合がある．診察時に症状が寛解していれば緊急での介入は不要であるかもしれない．しかし，今後同様のことが起こったときにどうするべきかを保護者と共有しておく必要がある．そのため，不自然な啼泣が起こっていた期間に，呼吸，循環，意識の問題が随伴していなかったかを病歴で確認する．

- **Form changing（一過性の形状変化によって引き起こされる疾患を想起しているか？）**

　鼠径ヘルニア嵌頓や腸重積，卵巣茎捻転など，形状の変化から引き起こされる疾患は，その形状が自然に整復されると症状は消失する．これらは一度症状が消失した状況では診断することが極めて難しい．しかし，その後に反復しやすい疾患でもあるため，再度症状が出た場合にどのように観察するべきかのアドバイスや受診するタイミングを説明しておく必要がある．一度診察を受けて「大丈夫」と言われた保護者は，同様の症状が再度起こった場合に再受診までの時間がかかる傾向があることに留意する．

- **ALleviating factor（寛解因子によって過小評価していないか？）**

　うつ伏せに転落した乳児では鎖骨骨折が起こりうる．小児の骨折は成人よりも痛みが軽く，姿勢によって痛みが変化するため，鎖骨骨折は仰臥位で泣き止むことが珍しくない．その場合には「抱っこすると泣く」といった家族からの病歴が鍵となる．

- **Lie（患者や保護者は嘘をついていないか？）**

　全身の網羅的な診察で保護者としては見つかってほしくないもの，例えば虐待などの痕跡を見つけることがある．その場合，待合室に戻った途端，「よくなりました」と虚偽の報告をする可能性もある．症状を訴えられない子どもを守るためには，自分の目で最後まで確認する必要がある．

＊

　なお，本項では「泣き止まない」という症状としてまとめたが，不機嫌を主訴に受診することもあるので注意されたい．

帰してもよい啼泣

　全身の網羅的な問診・身体診察で原因が同定されなくても，自然に泣き止み，その後にバイタルサイン，生理学的徴候が安定していれば帰宅して経過観察してよい．その際には保護者が自宅で再度評価するには限界があるため，後日の再受診を指示すべきである．また，いまは改善していても，見落としうる疾患があること，何もないのではなく緊急での介入が不要な状況であることの共有，再度症状があった場合にはいつでも受診できるという安心感を家族に与える必要がある．

■参考文献
1) Poole SR: The infant with acute, unexplained, excessive crying. Pediatrics 88(3): 450-455, 1991. ＜身体診察で異常がなくても泣き止まない乳児には治療介入が必要な疾患が存在しうるという研究＞
2) Freedman SB, et al: The crying infant: diagnostic testing and frequency of serious underlying disease. Pediatrics 123(3): 841-848, 2009. ＜診断がついた啼泣のうち，検査でのみ診断がついたものは全体の0.8％，そのすべてが尿路感染だったという研究＞
3) Levitzky S, et al: Infant colic syndrome-maternal fantasies of aggression and infanticide. Clin Pediatr (Phila) 39(7): 395-400, 2000. ＜泣き止まない乳児に対して26％の親が殺意を自覚したという研究＞
4) Reijneveld SA, et al: Infant crying and abuse. Lancet 364(9442): 1340-1342, 2004. ＜啼泣に対し，5.6％の両親が口を覆ったり，叩いたり，揺さぶったりといった行動を経験しているという研究＞
5) Herman M, et al: The crying infant. Emerg Med Clin N Am 25(4): 1137-1159, 2007. ＜啼泣する乳児に関する総論．鑑別疾患なども含めてまとまっている＞
6) Shaw KN, et al: Fleisher & Ludwig's textbook of pediatric emergency medicine, 7 th ed. Lippincott Williams & Wilkins, 2016. ＜言わずと知れた救急の成書．読みやすく，症候学で疑問に思うことがあれば，まずはここから＞

〈伊原崇晃〉

症例 1・2　10か月男児/2か月女児，泣き止まない
小児科外来にも外傷はやってくる！

症例1

> 「とにかく泣き止まなくて……．何度も抱っこしたり，あやしたり，工夫してみてはいたんですけど，こんなに泣き止まないのは初めてで．もう，どうしてあげたらいいのか，わからなくて」

外来での経過

　生後10か月の男児．つかまり歩きはするが独立歩行はまだできない．抱っこひもで母親に抱かれて診察室に入室した．入室時には泣き止んでいた．診察のために抱っこひもから出してもらおうとすると泣き始め，診察中も終始泣いていた（）．発熱はなく，バイタルサインには異常を認めない．一般的な診察では明らかな異常を指摘できなかった．お腹はやや膨隆していたが母親から見て普段どおりで排便習慣に関しても特に問題はなかった．診察を担当した小児科レジデントは，診断は確定できないが便秘で泣いている可能性を考え，とりあえず浣腸をしてみようと上級医に相談した．

鑑別診断　便秘

詳細な問診と診察

　小児科レジデントから相談を受けた上級医は，一緒に診察を開始した．頭からつま先までを観察したが，明らかな内出血斑や腫脹している部位はなかった．泣いているときに動かす四肢をよく見ると，右腕に比べて左腕の動きがやや弱かった．左鎖骨を入念に触診したところ，明らかに嫌がる様子がみられた．「どこかから落下したり，転んだりしたことはありませんか」と母親に聞くと，「そういえば今朝，ソファから床に転がり落ちました．でも元気そうだったので病院には行きませんでした」という情報が得られた．

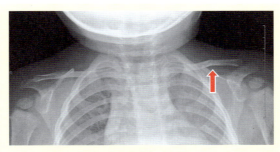

図1 鎖骨のX線写真

鎖骨X線を撮影すると，同部位に骨折線が認められた（図1）．

最終診断 鎖骨骨折

外来での経過（続き）

骨折はあるものの転位はほぼなかったため，クラビクルバンド固定による保存的治療の方針とした．自宅近隣の整形外科クリニックへの紹介状を渡し，帰宅させた．

症例2

> 「とにかく泣き止まなくて……．突然，火がついたように泣き始めて，抱っこしたり，あやしたりしても，全然ダメです．もう，どうしてあげたらいいのか，わからなくて」

外来での経過

生後2か月の女児．母親に抱かれて診察室に入室した．**入室時にも泣き続けている**（）．発熱はなく，バイタルサインにも異常を認めない．一般的な診察では明らかな異常を指摘できなかった．お腹は膨隆していたが母親から見て普段どおりであった．排便習慣に関しては，いつも少なめで綿棒刺激によって排便を促しているとのことであった．診察を担当した小児科レジ

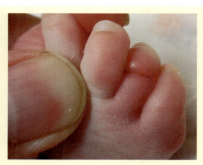

図2　右足の写真

デントは，診断は確定できないが便秘で泣いている可能性を考え，とりあえず浣腸をしてみようと上級医に相談した．

鑑別診断　便秘

詳細な問診と診察

　小児科レジデントから相談を受けた上級医は，一緒に診察を開始した．確かに一般的な診察では，大きな異常はなさそうである．しかし，児の履いていた靴下を脱がせたところ，右足の第4趾に毛のようなものが絡みつき先端が駆血されているのを発見した（図2）．

最終診断　ヘアターニケット

外来での経過（続き）

　ヘアターニケットの解除のため，アドソン鑷子を趾と毛髪の隙間に入れ込み，スペースを確保して眼科用クーパーで毛髪を切除した．しばらくして児は母親の抱っこですやすやと入眠することができるようになった．

チェックポイント

- 小児科外来だからといって，原因が内因性疾患とは限らない
- 泣き止まない乳児は必ず全身を診察する

　乳幼児は自らの症状を上手に説明できないため，泣くという表現手段を使って

何らかの不快な状態が発生していることを私たちに強く訴えかける．泣き止まない乳幼児の鑑別診断は多岐にわたるため，**一般的な診察で診断が明らかでない場合には必ず裸にして全身を診察する**必要がある．

● 鎖骨骨折はピットフォールになりやすい

　鎖骨骨折は，乳幼児の転倒・転落で受傷しやすいよくある骨折の1つである．転倒・転落の乳幼児を診察する際に，頭部打撲に注目しすぎて鎖骨骨折を見逃すというのは小児外傷診療における典型的なピットフォールの1つである．しかし，今回のように転倒・転落の情報がなく，「泣き止まない」という内科的な主訴で小児科外来を受診することもありうるため，小児科医だけでなく小児を診察する内科医であっても鎖骨骨折などの外傷を鑑別に入れる必要がある．

● ヘアターニケットも鑑別に入れる

　ヘアターニケットは，毛髪などが指先や陰部などに絡まり，先端部の腫脹や虚血を引き起こすものである．特に，乳児期は出産後のホルモンバランスの影響により母親の毛髪が抜けやすく，入浴や着替え・オムツ替えの際に抜け落ちて絡まることが多い．毛髪は濡れているときには滑りやすいが乾くときつく絡まりやすい性質をもっているため，しばらくしてから痛みが発生する．ほとんどの乳幼児が不機嫌や激しい啼泣を呈する．早期に発見され，ターニケット状態を解除できれば大きな問題はないが，発見が遅れると先端部が虚血によって壊死してしまう．また，壊死までは至らなくても時間が経過するほど周囲の浮腫も増強するため，毛髪などが見えなくなるまで食い込んでしまい，ターニケット解除のために局所麻酔下に皮膚ごと切開しなければならないこともある．

● 泣き止まない状況を探る

　一般的な診察で明らかな原因が見いだせないときには，その原因に迫るために**どういった状況で「泣き止まない」のかを詳細に聞く**ことが重要であり，いつもと違うと思う理由や状況を確認する．**症例1**では，鎖骨に負荷がかかる状態を作り出すことが泣く原因となるため，「抱っこをしようと両脇に手を入れると泣き出すが，しばらく抱っこをしていると落ち着く．泣き止んだために抱っこから降ろしたり，寝かせたりしようとすると再び泣き始める．そのため，また抱っこ

して……，を繰り返す」といった病歴が得られるはずである．つまり，ある特定の状況で泣くことがわかれば診断に近づくことが可能となる．

● 外傷の背景に気を配る

また，外傷が存在した際には，必ずその受傷した背景に気を配る必要がある．当然ながら，見逃したくない受傷背景は虐待である．しかし，虐待には至らずとも児の養育環境に問題を抱えているケースは多く存在し，その養育環境が変わらなければ再び児が怪我をしたり，場合によっては虐待につながったりする可能性がある．脳神経外科医や整形外科医などの外科系医師の多くは普段から小児を診ることに慣れているわけではなく，児の養育環境にまで注意して診療することはまれである．養育環境に問題があれば，そこに介入しない限り，外傷が治癒しても本来の根本的治療には至らない．そういった視点で子どもを守ることができるのは小児科医をはじめとする普段から小児の診療をしている私たちであることを忘れてはいけない．

TIPS

- 内科的主訴で受診する外傷(外因性疾患)がある
- 一般的な診察で原因がわからなければ外傷(外因性疾患)を鑑別に入れる
- 外傷があった際には，養育環境に問題がないか気を配る(単なる外傷診療で終わらない)

■参考文献

1) Barton DJ: et al: Hair-thread tourniquet syndrome. Pediatrics 82(6): 925-928, 1988. ＜ヘアターニケット症候群についてまとめられた古典的な論文＞
2) Strahlman RS: Toe tourniquet syndrome in association with maternal hair loss. Pediatrics 111(3): 685-687, 2003. ＜新生児のヘアターニケットでは，出産後に母親の髪の毛が抜け落ちることが原因となることが多い＞．
3) Kuo JH, et al: A hair tourniquet resulting in strangulation and amputation of the clitoris. Obstet Gynecol 99(5 pt 2): 939-941, 2002. ＜陰核のヘアターニケットによって陰核が切断されてしまったという4歳女児のケースレポート＞

（萩原佑亮）

症例3 機嫌が悪い新生児の診断は？

日齢19男児，不機嫌＋哺乳不良

症　例

「夜中の1時ごろから機嫌が悪いです．ミルクをほとんど飲まず，乳首をみると嫌がって泣いてしまいます．少し飲んでも吐いてしまい，元気がなく，寝ている時間が長いです」

外来での経過

特に既往のない日齢19の男児．受診当日未明から不機嫌になり，ほとんど哺乳しなくなった．少量哺乳しても嘔吐し，活気に乏しく寝ている時間が長い（）と同日夕方に救急外来を受診した．

やや元気がないようにみえるが，入眠中の状態としては問題ない程度であった．血圧は上下肢差なし．呼吸数50/分，SpO_2（室内気）は100％で上下肢差なし，四肢末梢はやや冷感あり，心拍数168/分，CRT 2秒，啼泣すると網状チアノーゼが出現する．意識レベルはGCS 15（E4V5M6），瞳孔は左右とも2 mm径で対光反射あり．四肢の麻痺なし．血糖は83 mg/dL．大泉門は平坦で2×2 cm大．呼吸音は清で左右差なく，陥没呼吸なし．心音は整で，心雑音なし．腹部はやや膨隆しているものの，軟．鼠径部・陰嚢の明らかな腫脹・発赤なし．皮膚の色素沈着なし．血液一般検査・血液ガス・尿検査・心電図には特記所見なく，頭部超音波検査でも明らかな頭蓋内病変なし．胸腹部単純X線写真では，腸管ガスが多かった（図1）．

鑑別診断 敗血症，脳出血などの頭蓋内病変，副腎不全などの代謝疾患，先天性心疾患，腸閉塞

入院後の経過

上記の鑑別診断はいずれも決め手に欠け，明確な診断はつけられなかっ

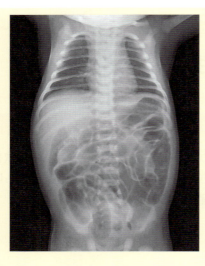

図1 救急外来受診時の胸腹部単純X線写真
若干拡張した小腸ガス像が腹部全体に認められている.

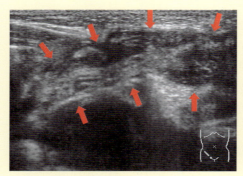

図2 鼠径部の超音波所見
腹腔内から鼠径管を通って脱出する腸管を認める.

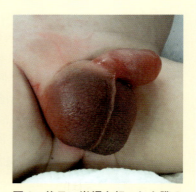

図3 後日,嵌頓を起こした際の肉眼所見
嵌頓を起こしていても,鼠径部の膨隆が著しいとは限らない.

た.しかし,家族が異常だと感じる不機嫌・活気の低下(1)であり,間欠的ながらも症状が持続(3)していたため,注意深い観察が必要と判断し,入院とした.絶飲食とし,補液,抗菌薬・ビタミンKの投与を行った.入院翌日までに胆汁性嘔吐を2回認めたため,外科にコンサルトしたところ,右鼠径部から右陰嚢にかけての膨隆を指摘された.超音波検査でも右鼠径部

から右陰嚢にかけての腸管脱出を確認し(図2)，右鼠径ヘルニアの診断で徒手整復が行われた．

　無事退院となったが，後日再発をきたした(図3)．この際には徒手整復が不成功に終わり，緊急手術となった．

最終診断 鼠径ヘルニア嵌頓による腸閉塞

チェックポイント

● **乳幼児の鼠径ヘルニアは，不機嫌・活気の低下で発症することがある**

　家族が異常だと感じる不機嫌・活気の低下や，間欠的であっても症状が持続している場合などは，たとえ診察時に問題がなさそうであっても，注意深く経過をみなければならない．乳児期には病的でない嘔吐を認めることが多いため，多少の嘔吐を伴っていても問題ないとみなされてしまうことがある．しかし，不機嫌・活気の低下に嘔吐を伴う場合には，常に腸閉塞とその原因疾患を念頭に置くべきである．鼠径ヘルニアは乳幼児期に発症することが多い．特に乳児期は嵌頓も起こしやすいので注意が必要である．しかし，この時期には鼠径部の膨隆や腸閉塞所見があまり目立たず，不機嫌・活気の低下で発症する(**2**)ことがある．

● **鼠径ヘルニアは，嵌頓だからといって鼠径部の膨隆が著しいとは限らない**

　初期診療の担当医は鼠径部の診察を行っていたが，鼠径部の膨隆に気づけなかった．鼠径部を診察する際には，必ず両側を同時に診察する．見た目だけではわかりにくくても，触診を両側同時に行えば，左右差に気づきやすい．また，一度の診察で気づかなくても，時間をあけて何度も診察していると気づくことができるかもしれない．

● **嘔吐症例には積極的に超音波検査を！**

　本症例では当初から嘔吐を認めていたものの，それほど強いものではなかったため，救急外来での腹部画像検査は単純X線のみであった．ソーセージのような小腸内のガスを腹部全体に認め(図1)，これは腸閉塞の所見を示唆するもので

あった．また，積極的に超音波検査を施行していれば，より早期に鼠径ヘルニアの診断を得られたかもしれない．救急外来で腹部超音波検査を行う際には，鼠径部や陰嚢にもプローブを当てるようにしたい．超音波検査は鼠径部の膨隆をきたす疾患の鑑別にも有用である．

TIPS

- 特に乳児期の鼠径ヘルニアは鼠径部の膨隆や腸閉塞所見が目立たず，不機嫌・活気の低下で発症することがある
- 鼠径部の膨隆は診察してもわかりにくいことがある．常に両側を比較する
- 嘔吐を繰り返す症例には積極的に超音波検査を行う

■参考文献
1）黒崎伸子：ヘルニア嵌頓．小児科診療 64(11)：2032-2036，2001．＜一般・救急外来で鼠径ヘルニア診療に必要な情報がまとめられている＞
2）中條 綾，他：注腸造影で診断された鼠径ヘルニアの嵌頓の 1 ヵ月男児例．小児科臨床 54(9)：1740-1742，2001．＜鼠径ヘルニアの診断の難しさを示している＞
3）河野達夫：腹部単純 X 線写真の限界を知る．小児科診療 79(8)：1069-1073，2016．＜腹部単純 X 線写真を読影する際の注意点が述べられている＞
4）松川泰廣：目に焼き付けたい代表的な画像 小児―小児のエコーをやってみよう．臨床研修プラクティス 3(10)：47-57，101-103，2006．＜鼠径ヘルニアのさまざまな超音波所見を知ることができる＞

（下髙原昭廣）

症状総論② 哺乳不良

> **安易に帰してはいけない哺乳不良**
>
> 🚩1 吸啜力・哺乳意欲の低下
>
> 🚩2 体重増加不良を伴う
>
> 🚩3 児の全身状態に比して保護者の心配の程度が不釣り合いに強い

　主訴が哺乳不良であるという時点で，想定される対象は新生児〜乳児期の小児である．哺乳はこの時期に必要不可欠な基本的摂食運動であり，児の全身状態をダイレクトに反映する．この時期特有の主訴であり，医学用語では「not doing well（＝なんとなく元気がない）」と表現されるものの一症状である．

　哺乳不良は何らかの疾患に伴う症状の1つとして生じていることが多く，実際には発熱，気道症状，消化器症状など他の随伴症状を有する場合がほとんどである．とはいえ，哺乳不良はさまざまな病態の初期症状となりうるため，受診のタイミングが早いと疾患特有の症状が出現していないこともある．その原因は感冒・便秘など比較的軽症のものから集中治療を要するものまで多岐にわたるため（**表1**），随伴症状に乏しいと鑑別を進めるのが難しい．

🚩1 吸啜力・哺乳意欲の低下

　全身状態の評価としてバイタルサインが基本であることはいうまでもなく，ABCアプローチを用いた客観的な評価を心がける（これについては他項でも述べられているので参照されたい）．新生児〜乳児期の身体所見では視診の重要度が最も高く，「元気そうか否か」で概ね全身状態を評価できる．とはいえ，この時期の小児を診る機会が少ない医師には難易度が高いと思われるかもしれない．

表1 哺乳障害の主な原因

先天的要因によるもの			
構造異常	鼻腔		後鼻孔閉鎖,鼻腔狭窄
	口腔		口唇裂,口蓋裂,巨舌
	咽喉頭		咽頭裂,咽頭囊腫,喉頭軟化症,小顎症
	消化管		血管輪,消化管狭窄,腸回転異常,Hirschsprung病
	気管		声門下狭窄,気管軟化症,気管食道瘻
神経発達障害	中枢神経		染色体異常,早産,低酸素脳症,TORCH症候群,水頭症,脊髄性筋萎縮症
	筋		重症筋無力症,筋ジストロフィー,代謝性ミオパチー
その他			先天性心疾患,甲状腺機能低下症,先天性副腎皮質過形成,先天性腎尿路異常,糖尿病性ケトアシドーシス
後天的要因によるもの			
感染症			敗血症,髄膜炎,鼻炎,口内炎,咽頭炎,咽後膿瘍,下気道炎,胃腸炎,尿路感染症
循環器疾患			心筋炎,不整脈,僧帽弁腱索断裂
その他			異物誤飲,薬物中毒,便秘
精神・行動障害			
自閉スペクトラム症,情緒障害,知的障害			
その他			
陥没乳頭,哺乳瓶嫌い,育児不安,育児過誤,虐待			

　そもそも哺乳とは,哺乳反射(探索・吸啜・口唇・咬反射など原始反射の総称で生後5～6か月頃までに消失)と嚥下反射が組み合わさったものである.全身状態が悪く哺乳意欲が乏しくなると,哺乳反射の中でも特に吸啜反射が低下する.清潔な手指を口腔内にゆっくりと挿入し,軟口蓋に接触したときに吸啜が始まるか,その後リズミカルに吸啜を続けるかどうかで吸啜反射の有無や程度を評価できる.視診での全身状態評価に自信がなくても,これは簡単でわかりやすい評価方法であり,さらには「飲みが悪い」という訴えには保護者の主観的な側面もあるため,こうした方法を診察に取り入れることで客観的に評価できる.

　哺乳意欲が乏しい,すなわち全身状態不良と判断した場合,速やかに介入しないと急変する可能性がある疾患としては,感染症,循環器疾患,代謝異常が重要である.

◀ 診断へのアプローチ ▶

　比較的急な発症であれば急性疾患が想起され，まずは感染症(敗血症)のワークアップを行う．具体的には血液・尿(必要に応じて髄液)検査である．また，循環器疾患(心筋炎や僧帽弁腱索断裂など後天的な疾患に限らず先天性心疾患も含む)も比較的突然に哺乳不良を発症することがあるため，常に念頭に置いておく．特徴的な聴診所見を認めないことも多く，胸部X線での肺うっ血像(びまん性網状影，すりガラス様，血管辺縁不鮮明，肺門血管影増強)や心拡大所見に注意を払う必要がある．血液検査上の貧血所見やBNP高値の有無も参考になる．

　徐々に症状が進行している場合は基礎疾患の顕在化が想起され，先天性代謝異常症も念頭に置いて鑑別を進める．血液検査(血糖・電解質・アンモニア・ガス分析を含む)がスクリーニングに有用である．

2 体重増加不良を伴う

　哺乳不良の経過が長ければ何らかの随伴症状が出現していることが多く，有症期間は鑑別を進めるうえで参考になる．鼻腔・口腔から気道・消化管にかけての形態異常，嚥下機能障害・中枢神経障害を伴う全身性疾患(染色体異常を含む)・精神発達障害など，疾患によっては発達・発育など長期的な予後を考慮しながら多職種(医師，療育部門，ソーシャルワーカー，心理士，保健師など)が連携できる環境づくりも並行して進める必要がある．

◀ 診断へのアプローチ ▶

　小児の診療では，身体計測(身長，体重，頭囲)も基本的な問診項目である．母子健康手帳の記録を基に出生時からの成長曲線を作成し，$-2\,SD$を下回る，あるいは成長とともに標準曲線から乖離している場合は慢性的な経過が示唆される．

3 児の全身状態に比して保護者の心配の程度が不釣り合いに強い

　保護者の訴えの強さに反して児の全身状態が非常によい(実際には哺乳障害がない)，というのはしばしば遭遇する状況である．保護者の育児不安は新生児期～乳児期に最も強く，授乳に関する心配もその1つではあるが，本当に相談し

たいことは別にある（保護者によっては不安が漠然としていて言語化できていない）場合もある．

◀診断へのアプローチ▶

　結果的に児に病的な問題がなくても，保護者は話を聞いてもらえる場として医療機関を受診している場合もある．時間的な制約がある中で助言や継続的な支援を要している親子を把握することが必要である．保護者の心身の健康が損なわれると児童虐待などの重大な問題につながるおそれがあるため，医学的に異常がある児だけに配慮するのではなく，保護者に対する共感や保障を示し，育児肯定感を高める優しい対応が求められる．

🚩 帰してもよい哺乳不良

　バイタルサインに異常がなく，尿量減少をきたすほどの哺乳量低下がなければ，帰宅経過観察が可能である．一度院内で哺乳を試みるとよい．母乳哺育の場合は，哺乳の前後で体重を測定すると哺乳量を把握できる（測定には乳児用の体重計を使用する）．おむつの重さ，哺乳時間，次の空腹啼泣までの時間なども，哺乳が足りているかどうかの目安になる．

　1回の哺乳量がわかれば，哺乳回数をどのくらい増やせばよいかを提示しやすい．1日の目標哺乳量は普段どおりの量ではなく，まずは脱水にならない程度（30〜50 mL/kg）を目指すよう指導する．ただしこれはあくまでも脱水に陥らないための最低限の哺乳量であり，成長に必要な哺乳量（150 mL/kg 程度）には程遠いため，数日の間に普段どおりの哺乳量に戻らない場合は原因について再評価すべきである．

■参考文献
1）板橋家頭夫：飲みが悪い．小児科診療 60（Suppl）：102-106，1997．＜哺乳の原理や正常な哺乳運動に加え，哺乳不良へのアプローチ法や家族への対応について解説＞
2）村井智郁子：母親の育児に関する相談事と背景要因―3 か月児健康診査のデータ分析から．日公衛看護会誌 3(1)：2-10，2014．＜育児不安への支援という観点から乳幼児健康診査のデータを解析＞
3）Bernard-Bonnin AC: Feeding problems of infants and toddlers. Can Fam Physician 52(10): 1247-1251, 2006. ＜哺乳不良の疫学・評価法・発達予後について解説＞

〈絹巻暁子〉

5か月男児．哺乳不良＋嘔吐＋体重増加不良

症例4 心雑音もチアノーゼもないけれど

症例

「時々嘔吐するようになり，体重の増え方も悪くなった気がするんです．近医で処方してもらった吐き気止めの薬は飲んでいるのですが……」

外来での経過

生後5か月の男児．在胎39週，体重2,700 gにて出生した．出生時・1か月・3か月健診で異常は指摘されなかった．普段から陥没呼吸は時々みられていた．生後4か月時に嘔吐が出現し，哺乳不良となり体重増加不良も認めた（ ）ため，近医小児科を受診した．制吐薬を内服したが改善せず，当院に紹介受診した．診察時，陥没呼吸があるものの全身状態は良好であり，哺乳量も改善しつつあったため経過観察の方針となった．数日後，やはり嘔吐が続くため当院を再診した．啼泣を契機に顔色不良，活気不良となりERから緊急入院した．

鑑別診断 幽門狭窄，脱水

身長60 cm，体重6 kg．活気不良，体温36.6℃，血圧85/40 mmHg（上下肢差なし），心拍数100/分，呼吸数25/分，SpO₂ 98％（室内気）．外表奇形なし，チアノーゼなし，前胸部膨隆，陥没呼吸あり，呼吸音・清，Ⅱ音亢進，心雑音なし，腹部平坦・軟，肝腫大あり，末梢冷感あり．

入院後の経過

胸腹部単純X線撮影にて消化管陰影に異常はなかったが，心胸郭比60％と心拡大，両側肺野にうっ血像がみられた（図1）．心電図にて右室肥大所見あり．心臓超音波検査で著明な右室・右房拡大，心室中隔の平坦化あり．左

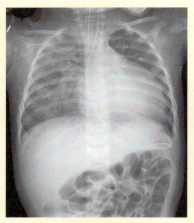

図1　入院時の胸腹部単純X線
心拡大と肺うっ血がみられる.

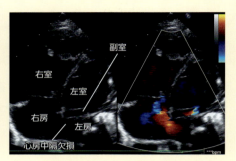

図2　心臓超音波検査①(四腔像)

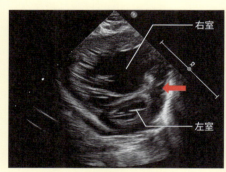

図3　心臓超音波検査②(短軸像)
右室拡大(↑)がみられる.

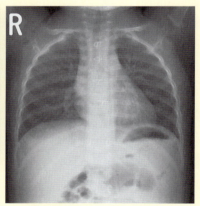

図4　治療後の胸部単純X線
肺血流の正常化がみられる.

房内に異常隔壁あり，左房が二腔に分かれ，右房と合わせ三房となっていた(図2)．

　(左房性)三心房心と診断した．副室と左房を二分する隔壁の交通孔の狭小化により，肺静脈圧が上昇し，肺うっ血，肺高血圧(図3)となっているものと考えられた．また，心房中隔欠損を介した左右短絡による右房・右室への

容量負荷と推測された（**図3**）．

　バイタルサインを安定させた後，緊急手術を施行した．隔壁を切除し，心房中隔欠損を閉鎖した．術後，肺高血圧は改善，胸部X線写真でも肺野のうっ血の回復がみられた（**図4**）．哺乳量は増加し嘔吐はみられず，体重増加も良好となった．

最終診断　（左房性）三心房心

チェックポイント

● 三心房心に関して

　左房が肺静脈の還流する「副室」と左心耳が付属する本来の「左房」が隔壁によって二分される例を，左房性三心房心（cor triatriatum sinister）といい，単に三心房心という場合はこのことを指す．自然予後はさまざまで，一般に交通孔の大きさが1cm以上であると無症状であるが，交通孔の狭小化や僧帽弁逆流や心房細動の合併により，成人後発症するケースもある．胸部X線写真や心電図においては非特異的であるものの，肺うっ血像は心疾患を疑う一助となりうる．心臓超音波検査にて異常隔壁をもつ副室の存在と，カラードプラ法による左房への交通孔を確認することで三心房心の診断に至る．基本的には早期に異常隔壁を切除する外科治療が主体となる．手術死亡率は80年代の16～29%に対して，90年代以降では0～10%と低下し，良好な手術成績となっている．

　病型分類としては長津らの分類やLucas-Schmidtの分類が用いられ，本症例では長津らの分類におけるIIa型と診断した．心房中隔欠損が存在しその位置が高位であったため，乳時期早期には副室圧が上昇せず症状の発現が遅かったものと考えられた．

● 心雑音の聞こえない心疾患

　臨床の場において心雑音やチアノーゼといった症状は，先天性心疾患を疑ううえでの重要な所見である．ただし，本症例のように心雑音もチアノーゼも明らかでない心疾患が存在し，診断の障害となっている．哺乳・体重増加不良，呼吸困

難，ショックなどを認める例では，心雑音やチアノーゼがなくても先天性心疾患を鑑別する必要がある．「心雑音なし・非チアノーゼ」の心疾患として代表的なものに，大動脈縮窄，三心房心，僧帽弁上狭窄，修正大血管転位，早期の心房中隔欠損症，冠動静脈奇形などが挙げられる．それらの多くは心拡大を伴わないこともあり，診断が困難な一因となっている．ただし，本症例のような三心房心や僧帽弁上狭窄といった肺静脈閉塞疾患においては，肺うっ血像が目立つケースが多く，診断の手がかりとなりうる．また，Ⅱ音亢進，前胸部膨隆，陥没呼吸といった身体所見，心電図異常も重要な手がかりで，疑った際は積極的に心臓超音波検査を行うべきである．

TIPS

- 嘔吐，哺乳不良，体重増加不良は心不全徴候の1つである
- 心雑音，チアノーゼのない先天性心疾患も存在し，新生児期発症とは限らない
- 1枚の胸部X線写真が診断の手がかりとなることがある

■参考文献
1) Allen HD, et al (ed)：Moss and Adam's heart disease in infants, children, and adolescents, 9th ed. pp904-907, Wolters Kluwer, 2016. ＜小児科領域で扱う心疾患に関して網羅されている教科書＞
2) 中澤 誠(編)：先天性心疾患．メジカルビュー社，2014．＜臨床の場で小児科医が経験する先天性心疾患について，わかりやすく述べられている＞
3) Alphonso N, et al: Cor triatriatum: presentation, diagnosis and long-term surgical results. Ann Thorac Surg 80(5): 1666-1671, 2005. ＜三心房心の術後成績は良好で，「術後すべての症例がNYHA分類Ⅰ度であった」との報告＞
4) 長津正芳：三心房心(Cor T)の臨床病型と外科治療．日胸外会誌 40(4)473-484，1992．＜長津らの分類では，「三心房心と総肺静脈還流異常症を明確に分離」している＞
5) Yaroglu Kazanci S, et al: Outcome after repair of cor triatriatum. Am J Cardiol 109(3): 412-416, 2012. ＜ボストン小児病院における約50年間の三心房心の手術成績．重篤な残存病変や再発ケースはなかった＞
6) Saxena P, et al: Surgical repair of cor triatriatum sinister: the Mayo Clinic 50-year experience. Ann Thorax Surg 97(5): 1659-1663, 2014. ＜メイヨー・クリニックおける約50年間の三心房心の手術成績．10年生存率は83％で，すべての患者がNYHA分類Ⅰ度もしくはⅡ度であった＞

（永峯宏樹）

症状総論 ③ 意識障害・けいれん

> **安易に帰してはいけない意識障害・けいれん**
> 🚩1 見た目とバイタルサインの異常を認める
> 🚩2 原因がはっきりしない

🚩1 見た目とバイタルサインの異常を認める

　意識障害といっても「何となくおかしい」から「昏睡」まで非常に幅が広い．また，けいれん中は当然ながら意識障害を伴っている．意識障害・けいれんの診療においても，他の症状と同様にABCアプローチによる生理学的評価を行う．明らかにけいれんが持続している症例であっても，気道（Airway），呼吸（Breathing），循環（Circulation）の評価を忘れてはならない．

◀診断へのアプローチ▶

　意識障害・けいれんの児の診察でD（意識）の評価が重要であることはいうまでもないが，他の生理学的評価もおろそかにしてはならない．ABCの安定なしにCT室に向かうことはあってはならない．また，忘れてはならないのは低血糖症を否定しておくことである．低血糖はあらゆるバイタルサインの異常の原因となるが，すぐに治療可能な病態である．

●気道（A）の異常

　意識障害に伴う舌根沈下などにより上気道閉塞を生じうる．また，分泌物の誤嚥のリスクも高い．乳幼児では後頭部が突出しているため，肩枕を使用してsniffing positionを保つことで気道を開通させる．適宜，口腔および鼻腔吸引を行って誤嚥を予防する．これらを行った後も安定した気道を確保できなければ気

管挿管を考慮する．

● 呼吸(B)の異常

　頭蓋内出血などが原因の場合，神経原性肺水腫を合併して呼吸窮迫・呼吸不全に至ることがある．ジアゼパムなどの抗けいれん薬の投与による医原性の呼吸抑制にも注意する．SpO_2 が低い場合は酸素投与がなされるが，SpO_2 は酸素化の指標であるため換気不全は別である．SpO_2 が保たれていたとしても，徐呼吸や無呼吸に伴う低換気を認めれば補助換気を行う．その際，カプノメータによる呼気中 CO_2 分圧($EtCO_2$)測定を行うと低換気について視認性が向上する．安全に頭部 CT が撮影できない場合には気管挿管・人工呼吸管理が優先される．

● 循環(C)の異常

　低血圧は意識障害やけいれんの原因となりうるため，早急に介入し是正する必要がある．対して，高血圧はけいれんの持続を示唆する所見であるとともに高血圧性脳症などの鑑別疾患を挙げる手がかりにもなる．頻脈もけいれんの持続を示唆するが，高体温や血管内脱水などの影響を受けやすく，非特異的な所見である．徐脈は電解質異常や中毒（β遮断薬など抗不整脈薬や鎮静薬）が鑑別に挙がってくる．徐脈に高血圧を伴った場合，頭蓋内圧亢進に伴う Cushing 徴候を示唆するため，原因検索と治療を急ぐべきである．

● 意識(D)の異常

　意識障害の程度は，GCS(Glasgow Coma Scale，表1)や JCS(Japan Coma Scale，表2)で評価すると経時的な変化を示しやすく有用である．ただし，GCSはもともと頭部外傷の意識評価のために開発されたツールであるため，高度な意識障害を主に測定するようにできている．そのため，軽度の意識障害などの評価が困難である．また，そもそも慣れていないと評価しづらいのが弱点である．一方で，JCS は軽度の意識障害を表現しやすく，軽度の意識障害の頻度が高い小児では JCS のほうが現場で使用しやすいかもしれない．

　片麻痺は頭蓋内病変を強く示唆するが，けいれん後の Todd 麻痺や低血糖症でも生じうる．瞳孔不同は片麻痺と同様に頭蓋内病変を強く示唆する所見であるが，より緊急性が高い．脳神経外科などの専門家に連絡するとともに頭部 CT で確定診断を急ぐ．

＊

　明らかなけいれん様の動きがみられなくとも意識障害が持続している場合に

表1 GCS(Glasgow Coma Scale)

			乳児	幼児	成人
E(開眼)		4	自発的に開眼	自発的に開眼	自発的に開眼
		3	呼びかけで開眼	呼びかけで開眼	呼びかけで開眼
		2	痛みで開眼	痛みで開眼	痛みで開眼
		1	開眼なし	開眼なし	痛みで開眼なし
V(最良言語反応)		5	にこにこ	年齢相応の発語	見当識あり
		4	啼泣,あやすと笑う	混乱した会話	混乱した会話
		3	泣き止まない	不適切な発語	不適切な発語
		2	うめき声	理解不能な発声	理解不能な発声
		1	発声なし	発語なし	発語なし
M(最良運動反応)		6	自発運動あり	従命あり or 自発運動あり	従命あり
		5	触ると逃避反応	痛みで払いのけ	痛みで払いのけ
		4	痛みで逃避反応	痛みで逃避反応	痛みで逃避反応
		3	痛みで除皮質肢位	痛みで除皮質肢位	痛みで除皮質肢位
		2	痛みで除脳肢位	痛みで除脳肢位	痛みで除脳肢位
		1	痛みで反応なし	痛みで反応なし	痛みで反応なし

表2 JCS(Japan Coma Scale)

		乳児	成人
0.意識清明		あやすと声を出して笑う	意識清明
Ⅰ.刺激なしで覚醒	1	あやし笑いあるが声は出さず	いまひとつはっきりしない
	2	あやし笑いなし+視線合う	見当識障害あり
	3	保護者と視線合わない	自分の名前や誕生日言えず
Ⅱ.刺激なしで傾眠	10	飲み物や乳首を見て飲もうとする	呼びかけで容易に開眼
	20	呼びかけで追視あり	大きな声で開眼
	30	呼びかけでかろうじて開眼	痛み刺激で開眼
Ⅲ.刺激で覚醒なし	100	痛み刺激で払いのけ動作	痛み刺激で払いのけ動作
	200	痛み刺激で顔しかめ	痛み刺激で顔しかめ
	300	痛み刺激に反応なし	痛み刺激に反応なし

は,非けいれん性てんかん重積状態のようなけいれんの持続がないかの判断が必要である.頻脈,眼球偏位,四肢の強直などを参考にけいれん持続を疑う場合には,抗けいれん薬を投与して止痙を目指す.抗けいれん薬の投与は呼吸抑制を伴うため,改めてBの異常に注意を要する.ただし,Bの異常を過度に恐れるあまり,止痙を達成できないことは避けるべきである.Bの異常はバッグバルブマスク換気や人工呼吸器管理で対応可能であるため,脳を守るためには止痙を優先

させる．けいれんが頓挫した後も意識障害が遷延する場合は，脳炎・脳症を疑って頭部 MRI や脳波検査を考慮する．

意識障害・けいれんは頭蓋内病変以外が原因となることも多い．その鑑別にはAIUEOTIPS（カーペンター分類）が有用であり，詳細は 2 で述べる．ABC が安定していれば鑑別診断に時間をかけることができる．

● **環境要因（体温など）（E）の異常**

発熱時の解熱薬の使用が熱性けいれんを誘発・抑制するという明確なエビデンスはない．高熱に伴う倦怠感や疲労によってぐったりしているときもあるため，解熱薬やクーリングで体温を是正する．また，異常体温や異常発汗があるときには中毒を疑う．

2 原因がはっきりしない

一般的な診察で意識障害の原因がはっきりしないことはしばしば経験する．しかし，軽度であっても意識障害の持続は「異常」である．それらは，よく出合う疾患以外であったり，よく出合う疾患のまれな症状であったりするため，網羅的に鑑別診断を挙げてアプローチしていく．

◀ 診断へのアプローチ ▶

網羅的に意識障害の原因を鑑別する際には，AIUEOTIPS が有名である．ただし，小児では追加すべき項目がある．**表3** の色文字部分が小児の意識障害で追加すべき鑑別診断であり，特に腸重積はピットフォールになりがちである．なお，AIUEOTIPS は A から順番に考えるものではないため，否定しやすい疾患から考えて鑑別を絞っていく．血液ガス検査は，血糖，電解質，乳酸値，アニオンギャップ，COHb など多くの情報が得られる有用な検査の 1 つである．

AIUEOTIPS を使用するうえで，病歴の正確な把握はかかせない．特に，中毒は疑わなければ診断できないことも多い．「原因不明の意識障害は中毒を疑え」は，救急外来における鉄則の 1 つである．バイタルサインから原因物質を推定していく中毒症候学（トキシドローム）を参考に診療を進める．また，高齢者のポリファーマシーが社会問題になっているなか，やはり成人の処方数の増加と小児の医薬品誤飲には関連があることがわかっている．医薬品誤飲の可能性がある場

表3 小児の AIUEOTIPS

A	Alcohol（アルコール），Abuse（虐待）
I	Insulin（低・高血糖），Intussusception（腸重積）
U	Uremia（尿毒症）
E	Encephalopathy（脳症［高血圧性・肝性］），Endocrinopathy（内分泌［甲状腺・副腎］），Electrolyte（電解質異常［Na，K，Ca，Mg］）
O	Opiate（麻薬），Overdose（薬物過量服用），Oxygen（低酸素血症）
T	Temperature（体温異常），Tumor（腫瘍），Trauma（外傷），Toxic（中毒）
I	Infection（感染症［髄膜炎，脳炎，敗血症］）
P	Psychiatric（心因性），Porphyria（ポルフィリン血症）
S	Seizure（けいれん），Stroke（脳卒中），SAH（くも膜下出血），Shock（ショック），Syncope（失神）

合には，尿中薬物簡易スクリーニングキット Triage DOA® などを使用することもある．

🚩 帰してもよい意識障害・けいれん

　バイタルサインに異常がなく，普段と変わりがない ADL で原因が特定できていれば，いったん帰宅させてもよい．帰宅を検討する際には，普段と同じ反応がある（つまり，意識状態が普段と同じ）とともに，「普段できることがいまできるか」という側面での評価が必要である．その評価のためには，通常の AMPLE（Allergy, Medication, Past medical history, Last meal, Event）に追加して，普段の ADL の情報聴取 DEATH（Dress［着替え］，Eat［食事］，Ambulation［移動］，Toileting［排泄］，Hygiene［整容］）を行う必要がある．特に，重症心身障害児では普段の ADL の確認が重要である．

■参考文献
1) Glissmeyer EW, et al: Chapter 12 Coma. In: Shaw KN, et al (ed): Fleisher's & Ludwig's textbook of pediatric emergency medicine, 7 th ed. pp99-108, Lippincott Williams & Wilkins, 2016. ＜小児救急の成書．意識障害の評価方法・鑑別・検査・治療について記載されている＞
2) Kimia AA, et al: Chapter 67 Seizures. In: Shaw KN, et al (ed): Fleisher's & Ludwig's textbook of pediatric emergency medicine, 7 th ed. pp465-471, Lippincott Williams & Wilkins, 2016. ＜同上．けいれんの鑑別や救急での対応などが記載されている．原因の鑑別など一度は読んでおくべき内容＞

3）Kleizen KJ, et al: Neurological symptoms in children with intussusception. Acta Paediatr 98(11): 1822-1824, 2009. ＜腸重積に伴う神経学的な徴候を解説している＞
4）Galimi R: Nonconvulsive status epilepticus in pediatric populations: diagnosis and management. Minerva Pediatr 64(3): 347-355, 2012. ＜小児の非けいれん性てんかん重積の診断と治療について＞
5）Burghardt LC, et al: Adult prescription drug use and pediatric medication exposures and poisonings. Pediatrics 132(1): 18-27, 2013. ＜成人への処方増加が小児の誤飲増加と強く相関しており，特に0〜5歳がよりリスクが高かった＞

（谷口昌志・萩原佑亮）

7か月男児，意識障害＋嘔吐

症例 5 "頭部打撲後の意識障害"の診察

症　例

「頭をぶつけてしばらくたってから，うとうとするようになりました．頭をぶつけたせいでしょうか？」

初診時の経過

　生後7か月の男児．基礎疾患なし．日中に母親が抱っこであやしていたときに，本人がぐずってのけぞり，近くにあったテーブルに後頭部をぶつけた．受傷直後は啼泣したがしばらくして泣き止み，意識消失やけいれんはなかった．約3時間後に続けて2回嘔吐したため，心配になって当院ERを受診した．

鑑別診断　頭部打撲

　来院時は受傷から約4時間が経過していたが，全身状態は良好であり，受傷したという後頭部を含めて明らかな外傷はみられなかった．受傷機転が軽微で経過にも不自然な点はなかったこと，全身状態が安定していたことから自宅での経過観察が可能と判断した．頭部打撲後に自宅で観察を行う際の注意点を指導し，帰宅とした．

　ERを受診して帰宅後，自宅でおむつを替えた際に下痢便（泥状便）であることに気づいた．また，機嫌が悪く，うとうとと居眠りをしたり覚醒して泣いたりを繰り返すようになった（）．しばらく経過をみていたが症状は改善せず，徐々に増悪したためERを再診した．

再診後の経過

　ER再診時は初診時に比して傾眠が目立ち，活気低下を伴った（）．バイタルサインはJCS 3，体温36.8℃，心拍数152/分，呼吸数42/分，SpO₂

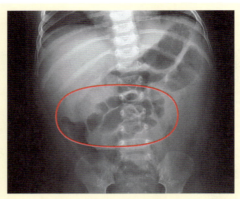

図1 整復前の腹部単純X線写真
小腸ガス像を認めている.

100%,CRT 1秒であった.また,簡易血糖検査では血糖 80 mg/dL と保たれていた.

　頭部打撲受傷後6時間以上が経過しており,打撲時の病歴と意識障害の症状には乖離を認めたが,担当医は意識障害の原因精査として頭部CTを行った.画像上は頭蓋内出血や骨折をはじめ,意識障害の原因となりうる占拠性病変はみられなかった.血算・生化学検査では WBC 10,370/μL,Hb 10.5 g/dL,Plt 46.3×10^4/μL,Na 141 mEq/L,K 4.8 mEq/L,Cl 109 mEq/L,BUN 9.6 mg/dL,Cr 0.19 mg/dL,AST 58 U/L,ALT 71 U/L,CRP 0.15 mg/dL と明らかな異常所見を認めず,静脈血液ガス検査にも異常所見はみられなかった.

　初診時の嘔吐に加え下痢症状が出現したこと,意識障害が間欠的であったことから腸重積症を疑い,浣腸での便性確認を行ったところ,泥状便に少量の苺ジャム様の血液混入を認めた.腹部単純X線写真では小腸ガス像を認めた(**図1**).腹部超音波検査では右季肋部から臍上部に target sign を認めた.target sign の内筒腸管には血流を認め,腹水は確認されなかった.

　以上より腸重積症と診断し,非観血的整復の方針とした.超音波ガイド下高圧浣腸整復により 100 cm 水柱1回で整復が可能であった.先進部に病変は観察されず,整復完了を示唆する honeycomb sign,post reduction doughnut sign,バウヒン弁の crab-claw sign を認めた(**図2**).

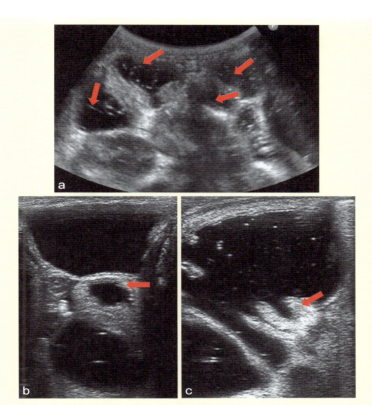

図2 超音波ガイド下整復時の整復完了所見
a：回腸のhoneycomb sign．小腸内に注腸液が流入し，ハチの巣状に観察される．
b：先進部のpost reduction doughnut sign．先進部腸管の腸管壁浮腫が目立つ．
c：バウヒン弁のcrab-claw sign．重積解除後に肥厚したバウヒン弁を認める．

　整復後は経過観察目的に入院したが，意識状態は改善し，母乳摂取も良好であった．腸重積症の再燃を疑う所見はみられなかったため，翌日に退院した．

最終診断 腸重積症

チェックポイント

● 腸重積症の症状

　腸重積症では腹痛，嘔吐，血便が三主徴として知られているが，本邦では医療機関へのアクセスのよさなどから早期受診・早期診断に至る症例が多く，三主徴すべてがそろうことは少ない．一方で全身状態不良も初期症状としてみられることが多く，三主徴と合わせて留意すべき症状である．乳幼児で発症する腸重積症での全身状態不良は「機嫌が悪い」「元気がない」などの訴えとして聞かれることが多いが，本症例のように傾眠傾向やショック状態で受診する症例もあり，注意が必要である．意識障害をきたす重篤な疾患（頭蓋内病変，敗血症，髄膜炎など）の必要な除外を行いつつ診療にあたる必要がある．

　本症例では当初は頭部打撲後の嘔吐のみがみられていたため，消化器疾患を想起することは困難であった．しかし，再診時にみられた意識障害は，症状が間欠的で頭部打撲によるものとは考えにくく，原因が明らかでなかった（2）こと，新たに下痢症状を認めたことから，腸重積症の診断に至った．

● 症状の経時的変化に着目する

　本症例では当初は嘔吐症状のみであったのに対し，再診時には間欠的な意識障害・下痢症状を認めていた．このように腸重積症では腹痛や嘔吐が先行し，下痢や血便，意識障害などの症状が後から出現することが報告されている．症状が経時的に変化していた点も，時間単位で増悪する腸重積症を疑う要因となった．また，腸重積症を疑った際に浣腸で血便の有無を評価することも，必須ではないものの診断の一助となった．

● 腹部触診を味方につける

　腸重積症の腹部所見として有名なものにDance徴候*があるが，早期に治療開始する昨今では臨床現場で遭遇することは多くない．一方で重積した腸管を右季肋部や臍上部などに認めるいわゆるソーセージ様腫瘤や腹部膨満，反跳痛の有無などは評価が可能な症例も多く，診断上有用であると考える．また，こうした

---

*　右側腹部～右下腹部が触診上空虚となること．

診療を習慣的に行うことにより，非典型的な症例でも診断に近づくことができる．

　腸重積症の患児では腹痛がある状態での腹部触診は啼泣や体動により困難なだけでなく，患児に大きな苦痛を伴う．触診を行う際には腹痛間欠期に合わせるなどの配慮が望ましい．

TIPS

- 意識障害の原因疾患として腸重積症を念頭に置く
- 腸重積症の三主徴がそろわない症例も多いことを理解する
- 腸重積症症状の経時的変化を意識する

■参考文献
1) 日本小児救急医学会：エビデンスに基づいた小児腸重積症の診療ガイドライン．へるす出版，2012．＜腸重積症の基本的な診療について学べるガイドライン＞
2) 韮澤融司：小児腸重積の治療：あなたはどうしていますか？ アナライザー集計結果．日腹部救急医会誌 27(5)：725-730, 2007．＜腸重積症のさまざまな整復方法の長短についてのまとめ．治療方法を選択するうえで役立つ＞
3) 内田正志：消化器 腸重積の整復術(超音波ガイド下)．小児科診療 75(増刊)：323-327, 2012．＜超音波ガイド下整復を行うメリットや，実際に実施する際のポイントなどの解説＞

〈立花奈緒・村越孝次〉

4歳男児．排尿時痛＋歩行障害

症例 6

主訴から膀胱直腸障害と歩行障害に気づけるか？

症　例

「ここ数日，『おちんちん痛い』と言って，おしっこがしにくそうです．どうしたらよいでしょうか？」

外来での経過

4歳の男児．「排尿時痛」を主訴に近医を受診した．尿検査・血液検査で異常所見を認めず，便秘もあったため浣腸したところ症状は軽快した．念のため膀胱炎を考慮してセファクロル内服を開始した．3日後，症状が変わらないため，walk inで救急外来を受診．バイタルサインは，意識清明，体温36.8℃，心拍数100/分，呼吸数24/分，SpO$_2$ 99%，CRT 1秒であった．亀頭先端に軽度発赤あり，まず亀頭包皮炎が疑われた．

鑑別診断1　亀頭包皮炎

診察すると下腹部がやや張った印象であり，腹部超音波検査を実施した．膀胱拡張と便貯留が著明であり，便秘による尿閉の可能性を考え，導尿を行った．

鑑別診断2　亀頭包皮炎＋便秘による尿閉

しかし診察中，歩行のふらつきに医師が気づき，母親に問うと「そういえば症状が出たころから，歩き方が少しおかしくなって，あまり歩かなくなりました．おちんちんが痛いせいだと思っていました」との話あり．神経学的診察を取り直し，左下肢優位の筋力低下と深部腱反射亢進を認めた．やや元気はないものの受け答えは自然であり，脳神経障害や上肢の麻痺，失調は認めなかった．尿閉＋便秘で膀胱直腸障害，下肢不全麻痺と合わせて，病変の主座として脊髄を疑った．

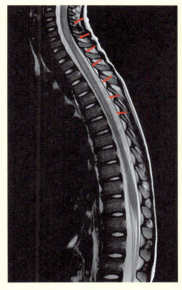

図1　脊髄MRI所見（T2強調像，矢状断）
頸髄・胸髄にT2高信号域あり．

鑑別診断3　脊髄病変による下肢麻痺＋膀胱直腸障害

　再度病歴を取り直した．症状出現の10日前に上気道症状があり，先行感染と考えられた．3日前に排尿時痛と歩行障害，続いて2日前に食欲低下と嘔吐を認めていたが，母親は便秘のせいだと思っていた．明らかな意識障害やけいれんはなかったが，もともと非常に活発な男児であり，母親によれば「普段より元気がない，発語がはっきりしない，寝ていることが多い（11）」状態となっていた．軽度の意識障害の可能性が否定できず，脊髄のみならず脳病変の存在も疑われた．精査加療目的に入院した．

鑑別診断4　先行感染に続く脊髄＋脳病変

入院後の経過

　頭部および脊髄MRIを実施し，左小脳脚・半球，大脳白質，また脊髄にT2高信号の散在性病変を認めた（図1，2）．髄液検査では細胞数164/μL（単

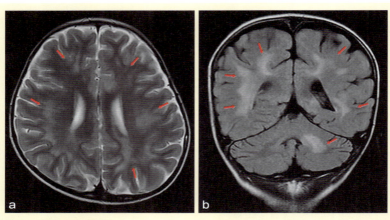

図2　頭部 MRI 所見
a：T2 強調像，水平断．**b**：FLAIR，冠状断．
大脳および小脳白質に T2，FLAIR で散在性の高信号域あり．

核球 161/μL)，蛋白 35.4 mg/dL，糖 57 mg/dL と細胞数上昇を認め，脱髄マーカーであるミエリン塩基蛋白が 754 pg/mL と上昇していることが後に確認された．血液検査では特記すべき異常は認めなかった．臨床経過と画像所見から，急性散在性脳脊髄炎（acute disseminated encephalomyelitis：ADEM）と診断し，ステロイドパルス療法を 1 クール（メチルプレドニゾロン 30 mg/kg/日，3 日間）実施した．尿閉は速やかに改善し，元通り活発におしゃべりして動き回るようになり，入院 10 日目に退院した．

退院後も遺尿と左下肢軽度筋力低下は残ったが，遺尿は 1 か月で軽快，他の所見も発症 6 か月後には消失した．以後，症状の再燃はなかった．

最終診断　急性散在性脳脊髄炎

チェックポイント

- ●「おちんちん痛い」からどこまで想像できる？ 子どもの訴え

子どもは大人と違い，言語表現が厳密に正しいと期待してはいけない．発語未獲得の乳児はもちろん，ある程度獲得した幼児でも，あらゆる不快な症状や不安

をすべて「痛い」の一言で表現してしまう場面は珍しくない．本症例も受診時の主訴は「おちんちん痛い」であり，言葉を鵜呑みにすれば，亀頭包皮炎による排尿時痛で完結してしまう．ただ「おちんちん痛い」が「おしっこしたくてもできない」の間接表現だとすればどうか．「尿閉 → 膀胱直腸障害」と連想できるはずである．

● 神経疾患は"観察眼"が肝！ 答えは目の前に

本症例では，診察室で医師が歩行異常に気づいたことが，診断のターニングポイントとなった．前出の「膀胱直腸障害」が頭に浮かんだ時点から，神経疾患を念頭に身体診察をやり直し，左優位の下肢筋力低下と深部腱反射亢進など神経学的異常所見を確認することができた．

● 実は難しい意識障害，普段の様子を親から学べ!!

意識障害はADEMの中核となる症状である*．しかし一口に意識障害といっても，前述のように言語表現がもともと拙かったり，どこでも寝てしまうのが小児の常であり，意識障害が存在するかどうかの判断は実は難しい．最も確実なのは，普段の児をよく知っている保護者の目である．わが子を心配する保護者の訴えにはバイアスがかかっていることも多いが，「いつもと違って何かおかしい」という保護者の印象は尊重すべきである．本症例のように，回復後に初めて「やっぱり入院時は普段とは違っておかしかったのだ」と医療者も納得するケースにはよく遭遇する．

---

* 小児急性散在性脳脊髄炎(ADEM)診断基準(IPMSSG, 2012)
  ・炎症性脱髄が原因と推定される，初発の多巣性の神経学的臨床事象
  ・発熱で説明できない脳症症状
  ・急性期(発症3か月)にMRIの異常所見あり
  ・典型的な頭部MRI所見：
    −主に大脳白質を含む，びまん性の境界不明瞭で大きな(＞1〜2cm)病変
    −T1低信号の白質病変はまれ
    −深部灰白質(例：視床または基底核)病変はありうる
  ・発症3か月以降，新たな臨床症状やMRI所見が出現しない
  以上の条件をすべて満たすと，単相性ADEM．
  多相性ADEM(multiphasic ADEM)：発症3か月以降で新たに出現する事象．全く新しいか，あるいは先行の臨床症状やMRI所見の再発．ステロイドの使用時期とは関係しない．

TIPS

- 神経症状は観察眼が命
- 尿閉,便秘では膀胱直腸障害を疑え
- 「元気がない」だけの意識障害もありうる

■参考文献
1) Alper G: Acute disseminated encephalomyelitis. J Child Neurol 27(11): 1408-1425, 2012. ＜ADEMの病態生理,診断,鑑別,治療,予後などについての総論＞
2) Krupp LB, et al: International Pediatric Multiple Sclerosis Study Group criteria for pediatric multiple sclerosis and immune-mediated central nervous system demyelinating disorders: revisions to the 2007 definitions. Mult Scler 19(10): 1261-1267, 2013. ＜IPMSSGで2012年に提唱された自己免疫性脱髄疾患の新たな診断基準のポイントがわかりやすくまとめられている＞

（伊藤麻美・三山佐保子）

症例 7　1歳4か月男児．薬物誤飲

"たった1錠"なら帰してよい？

症　例

「祖母の薬を1錠飲んでしまったかもしれないのですが，大丈夫でしょうか？」

外来での経過

1歳4か月の男児．受診当日の日中に祖母の家に行って遊んだ後，夕方に自宅に戻った．薬袋が開けられ1錠なくなっていることに気づいたという祖母からの連絡を受け，母親が心配になり救急外来を受診した．誤飲した薬剤の名称や祖母の既往歴などは不明であった．

診察時，誤飲した推定時刻から2時間は経過していたが，児は活気良好でバイタルサインの異常も認めなかった．分泌物過多や瞳孔径異常をはじめとした身体所見上の異常所見も認めなかった．

担当医は「たった1錠で症状もないし大丈夫だろう……」と考え帰宅させようとしたが，指導医により「薬剤名を確認するまでは絶対に帰宅させるな」と注意を促され，再度情報収集を行うこととした．電話越しでは祖母からの詳細な情報収集が不可能であったため，祖母にも来院してもらうよう指示し，救急外来待合で経過観察する方針とした．

鑑別診断　薬物誤飲疑い（原因薬剤は不明）

救急外来の待合で経過観察していたところ，いびきをかいて眠ってしまい呼びかけに応じなくなった（）ため，初療室に移動し対応した．GCS 8（E2V2M4）と意識障害を認め，舌根沈下に伴う気道閉塞症状と頻脈があった．すぐに簡易血糖測定を行い，血糖 30 mg/dL と低血糖を認めたため補正を行った．末梢ライン確保後に血糖補正を行ったところすぐに体動がみられ，次第に意識も清明となった．その後，祖母が自宅から持ってきた薬袋か

ら誤飲した薬剤は経口血糖降下薬〔スルホニルウレア(SU)薬，アマリール®〕であることが判明した．低血糖再発のリスクが高いと判断し，糖を含有した持続点滴を開始しつつ PICU(pediatric intensive care unit：小児集中治療室)に入院した．

入院後の経過

血糖を補正した後も頻回に低血糖を認めたため点滴の継続投与が必要であったが，意識状態の再増悪は認めなかった．翌日になり低血糖をきたすイベントがなくなったため退院とし，以降，後遺症なく経過している．退院に際しては，薬物の誤飲が再度起こらないよう具体的な事故予防策(薬は手の届かない場所に容易に開かない容器に入れて保管する，など)を指導した．

最終診断 SU 薬誤飲に伴う低血糖

チェックポイント

● **まず全身状態の評価から開始する**

他の症状と同様に，まずは第一印象，その後 ABC アプローチによる全身状態の評価が重要である．特に中毒でみられる ABCDE の異常についてポイントを絞って，以下に列挙する．

● **気道(Airway)**

薬剤の作用による分泌物増加・意識障害により舌根沈下がみられることがある．気道が不安定と判断すれば気管挿管を行い，安定した気道を確保する．

● **呼吸(Breathing)**

嘔吐による誤嚥や除呼吸・無呼吸により気管挿管を要する場合がある．

● **循環(Circulation)**

降圧薬による血圧低下や不整脈(薬剤性 QT 延長症候群など)により不安定になる場合がある．心拍数と血圧を持続的にモニタリングし，必要があれば輸液負荷などの介入を行う．

● **意識（Disability）**

　意識障害は GCS（☞ p49）で評価すると変化が表現しやすい．A～C を安定化させた後も遷延する意識障害があるか確認する．遷延する場合は薬剤の作用と決めつけずに，総論と同じく AIUEOTIPS で鑑別を挙げ，他の原因がないか検討する．丁寧な問診・検査により正しい診断を心がける．

● **環境要因（体温など）（Exposure and Environmental control）**

　高体温がみられる場合，平温管理に努める．アスピリンやコカインなど薬剤性の高体温の可能性がある．

*

　ABCDE の安定化を図りつつ，薬物中毒自体への特異的な治療（胃洗浄や活性炭・解毒剤投与）を行う．中毒の原因物質や特異的治療にとらわれすぎず，まず ABC アプローチに沿った診療を行うことが重要である．

◉ 必須の情報（いつ・何を・どのくらい）を整理し治療する

　いつ・何を・どのくらい飲んだかという病歴を確認することが重要で，その内容次第で今後起こりうる変化や状態が悪化する危険性をある程度予測できる．例えば，小児の死亡リスクが高い薬剤としてコカイン，抗けいれん薬，抗うつ薬，鉄サプリメントなどが挙げられ，摂取量が致死量を超えていないか特に注意を払う．本症例は，SU 薬内服による低血糖で意識障害をきたした症例であった．受診当初，活気良好であったため担当医は帰宅させるところであったが，薬物中毒診療においては本症例のように「経時的な悪化」についての配慮が必要である．そのために病歴の詳細な確認が必要であり，①いつ，②何を，③どのくらい，飲んだのかという3つの必須の情報のうち，1つでも欠けた状態では正しい判断はできないため帰宅させるべきではない．

　中毒診療では幅広い知識が必要になる．すべての薬剤について精通しておくことは不可能であり，必要な情報がすぐ得られるよう日頃から準備しておくことが重要である．例えば，薬剤の詳細な情報が書かれた成書や，過去の報告を検索できるように環境整備をしておくことや，日本中毒情報センター（http://www.j-poison-ic.or.jp/homepage.nsf）への相談も一案である．

　薬物中毒自体の治療については成書を参照されたい．

表1　小児の誤飲に注意が必要な one pill killers

薬剤	主な症状	薬剤	主な症状
オピオイド	呼吸抑制 血圧低下	糖尿病薬（SU薬）	低血糖
抗うつ薬（三環系）	不整脈 けいれん	テオフィリン	血圧低下 けいれん
抗精神病薬	呼吸抑制 血圧低下	サリチル酸メチル	肺水腫 けいれん アシドーシス
抗不整脈薬	不整脈 血圧低下	樟脳（カンフル）	呼吸抑制 けいれん
降圧薬	血圧低下		

● 小児の誤飲では「1錠でも致死的になる薬剤」がある

　成人例での薬物中毒は意図的に大量の薬剤を摂取して起こる場合が多いが，小児例では意図せず誤飲・誤食して起こる場合が薬物中毒全体の80～85％と圧倒的に多い．特に6歳未満（なかでも1～3歳）でよく起こる．本症例のように1錠誤飲しただけで致死的になる薬剤があり，「one pill killers」としてこれまでに報告されており注意が必要である（**表1**）．成人用に作られた薬剤は小児が誤飲することを想定しておらず，1錠で致死量を超えてしまうものがある．**表1**に挙げた薬剤を誤飲した場合，受診時の全身状態が安定していても，経時的悪化を考慮して密にバイタルサインをモニタリングできる病棟での入院が望ましい．

● 帰宅に際しては「再発可能性」についても考慮する

　生理学的異常がなく，経時的に悪化する可能性が低いと判断された小児は帰宅可能である．その際，重要となるのは「同じ事象が再発しないかどうか」である．再発の可能性が低い症例に限り帰宅可能という判断を下せる．

　偶発的に誤飲した症例では家庭内での薬剤保管場所の変更など環境整備を指導する．自殺企図での過量服用の場合は，担当医のみでの対応は危険であり，精神科，ソーシャルワーカー，児童相談所を含め多職種で連携した社会的背景の整備が必要となる．したがって，身体的に安定している症例であっても入院で経過観察が必要となる．誤飲の典型的年齢を逸脱した例（1歳未満や5～11歳）では虐待の可能性も考え，虐待および再発の危険性が高ければ入院させるべきである．

　クリニックでは前述のような誤飲イベントの再発の可能性が高いと判断すれ

ば，帰宅させずに入院施設へ紹介する．

TIPS

- まずは全身状態の評価から始める
- 必須の情報（いつ・何を・どのくらい）を整理し治療する
- 小児の誤飲では「1錠でも致死的になる薬剤」がある
- 帰宅に際しては「再発可能性」についても考慮する

■参考文献
1) O'Donnell KA, et al: Chapter 110 Toxicologic emergencies. In: Shaw KN, et al (ed): Fleisher & Ludwig's textbook of pediatric emergency medicine, 7th ed. pp1061-1114, Lippincott Williams & Wilkins 2016. ＜小児救急の成書＞
2) Shannon M: Ingestion of toxic substances by children. N Engl J Med 342(3): 186-191, 2000. ＜小児誤飲についての総論．疫学的な観点や治療法についても詳しく記載されている＞
3) Michael JB, et al: Deadly pediatric poisons: nine common agents that kill at low doses. Emerg Med Clin North Am 22(4): 1019-1050, 2004. ＜"one pill killers"についてまとまっている論文＞

（谷口昌志）

症状総論④ 失神

安易に帰してはいけない失神

🚩1 バイタルサインの異常や，心雑音，心電図異常を認める
🚩2 運動時または興奮時の発症である
🚩3 意識障害が遷延している
🚩4 突然死，不整脈，心疾患の既往または家族歴がある

🚩1 **バイタルサインの異常や，心雑音，心電図異常を認める**
🚩2 **運動時または興奮時の発症である**
🚩4 **突然死，不整脈，心疾患の既往または家族歴がある**

　失神は「一過性の意識消失の結果，姿勢が保持できなくなり，かつ自然に，また完全に意識の回復がみられること」と定義される．「意識障害」をきたす病態のなかでも，速やかな発症，一過性，速やかかつ自然の回復という特徴をもつ1つの症候群である．前駆症状（浮動感，嘔気，発汗，視力障害など）を伴うこともあれば，伴わないこともある．

　診断にあたっては詳細な病歴聴取と，診察が大切である．発症の時間，食事摂取との関連，発症時の活動や姿勢，環境といった病歴や，動悸，息切れ，胸痛，頭痛，嘔気，発汗，視野狭窄，聴覚異常といった訴えを詳細に聴取する．

　その中でも特に運動に関連して発症したすべての失神の診断には細心の注意が必要である．診断にあたっていかなる場合でも心電図は必須となるが，その他の検査の診断における有用性は必ずしも高くはないため，病歴や診察所見，既往歴

や家族歴に応じて実施していく．

失神の分類法はさまざまあるが，大まかに心原性，神経調節性，神経性，代謝性，心因性に分類される（**表1**）．

若年における心原性突然死の発症率は 0.4～1.0 人/10 万人と非常にまれである．とはいえ約 15% の小児が思春期までに失神を経験するとの統計もあり，失神自体は決してまれなことではない．また失神のうち良性である神経調節性失神は 75～80% を占める．小児科医の役割は，失神の主訴で受診する患児の中から，緊急に介入が必要な疾患と，心臓突然死をきたしうる疾患を鑑別し，精査を進めることである．

◀診断へのアプローチ▶

心原性失神の病歴の特徴として，しばしば運動時の特別な前兆のない急な転倒がある．先天性心疾患や，心臓の手術歴，川崎病罹患歴といった既往や，心室性不整脈，心筋症，若年での突然死や原因不明の心不全といった家族歴の聴取は重要である．詳細な全身診察が必要なことはいうまでもないが，とりわけ心音の聴取は大切である．

病的心雑音は左室流出路の狭窄を示唆する．左室流出路狭窄を伴う心筋症などがこれに該当するが，心臓腫瘍もその鑑別として忘れてはならない．奔馬調律（ギャロップリズム）は急性心筋炎などでの心筋障害，心不全状態を示唆する．またⅡ音の増強や，単一Ⅱ音では肺高血圧症の存在を疑う．これらの所見があれば心臓超音波検査は必須である．また所見がなくても運動時の失神であれば，冠動脈起始部位と走行形態の異常，冠動脈開口部の狭窄・閉鎖などの鑑別は必要である．

心電図はすべての患者で実施するが，伝導障害，QT 延長症候群，Brugada 症候群，Wolf-Parkinson-White（WPW）症候群，心筋症，急性心筋炎，肺高血圧症に伴う極端な右室肥大などのスクリーニングが可能である．

動悸を伴う失神や，症状が頻回の場合にはホルター心電図を考慮する．また運動時の発症であればホルター心電図に加えて運動負荷心電図も実施する．頻回の発症であればチルト試験も考慮するとされているが，本邦の特に小児領域で実施できる施設は限られており現実的ではない．

失神の診断において，心臓超音波検査，ホルター心電図，運動負荷試験，チル

表1 失神をきたす原因疾患

心原性	機械性	左室流出路狭窄 肺高血圧症 拡張型心筋症 心筋炎 冠動脈起始異常 心臓腫瘍
	不整脈	WPW症候群 QT延長症候群 カテコールアミン誘発性多型性心室頻拍 Brugada症候群 不整脈原性右室心筋症 脚ブロック 心室頻拍 心房頻拍，発作性上室性頻拍
	心筋障害	肥大型心筋症 拡張型心筋症 心筋緻密化障害 不整脈原性右室異形成心筋症
神経調節性	血管迷走神経反射 反射性・状況性	伸展 咳嗽 排尿(排尿後) 針恐怖 心理的ストレス(血液を見るなど)
	起立性調節障害	起立性低血圧 体位性頻脈症候群(POTS) 泣き入りひきつけ
神経性	てんかん発作 脳振盪，脳振盪後 家族性自律神経異常症 脊髄損傷 ナルコレプシー	
代謝性	低血糖 薬物中毒 循環血液量減少 Addison病 神経性食思不振症	
心因性	パニック障害，過換気症候群 転換性障害 詐病	

〔Friedmann KG, et al: Chest pain and syncope in children: a practical approach to the diagnosis of cardiac disease. J Pediatr 163(3): 896-901, e1-3, 2013 より改変〕

ト試験などの有用性は高くはないが，必要性，実施のコストと家族の不安などを鑑み，その適応を決めればよい．

3 意識障害が遷延している

　神経性失神では，けいれん，外傷（脳振盪，脳振盪後），片頭痛（basilar migraine），ナルコレプシーなどを鑑別する．前兆の存在は片頭痛を示唆し，喜怒哀楽の感情が強く動いたときに生じた失神では，ナルコレプシーの情動脱力発作を考慮する．

　ただし，けいれんが主訴であっても心原性失神の場合があり，注意が必要である．Adams-Stokes症候群と呼ばれるが，洞停止後10〜20秒で短時間の強直間代発作を生じ，一般的にはけいれん頓挫後に通常みられる諸症状（nonepileptic twilight state）を認めない．

　代謝性失神では低血糖，薬物中毒が特に重要であり，インスリン使用歴や家庭環境などの確認が重要である．

◆診断へのアプローチ◆

　緊急な介入が必要とされる場合が多い．バイタルサインの評価を行い，全身状態の安定化を優先する．同時に神経学的に詳細な診察を行い，病歴，既往歴などの聴取で鑑別を進める．血糖値も含め一般的な血液検査での評価は必須である．頻度は低いものの，脳出血，脳腫瘍など早急な画像検査と治療が必要となる場合もある．

　また熱中症や皮膚症状のないアナフィラキシーにも注意が必要であり，バイタルサインの評価とともに発症した環境や食事摂取歴などを聴取する．

帰してもよい失神

　神経調節性失神は，前述のとおり最も高頻度に認められる．典型的な症状として，顔面蒼白に伴った嘔気，めまい（dizziness），視野狭窄（tunnel vision）などがある．神経調節性失神はしばしば，長時間の立位，立位での温かいシャワー，突然の体位の変化などにより誘発される．

起立試験での異常は神経調節性失神を支持するが，その他の重篤な基礎疾患の可能性を否定するものではなく慎重な対応が必要なこともある．典型的な前駆症状が確認できない場合や，運動時や臥位での発症，前駆症状のない突然の転倒，音や肉体的・感情的なストレスによる誘発といったケースでは十分に注意する．

　神経調節性失神は本邦の小児領域では起立性調節障害（orthostatic dysregulation：OD）の1項目に分類されている．小児思春期における神経調節性失神では日頃からOD症状があり，体調不良の日に失神を起こすタイプが多い．ODとして起立直後性低血圧，体位性頻脈症候群（postural orthostatic tachycardia：POTS）を診断する意義は高い．

　典型的な前駆症状を認める場合には神経調節性失神として帰宅が可能であるが，日頃からOD症状を認めている患児に対しては，一般的な非薬物療法（日中の臥床を避ける，生活リズムの調整，暑気を避ける，運動療法，塩分と水分摂取）などを指示しつつ外来でのフォローが望ましい．

　その他，泣き入りひきつけも失神の原因となるが，一般的に病歴から診断が可能である．また心因性失神として過換気症候群，転換性障害，詐病なども念頭に置く．

■参考文献

1）Friedmann KG, et al: Chest pain and syncope in children: a practical approach to the diagnosis of cardiac disease. J Pediatr 163(3): 896-901, e1-3, 2013. ＜失神と胸痛における『The Journal of Pediatrics』の最新の総説．簡潔でわかりやすい＞
2）日本小児心身医学会（編）：小児心身医学会ガイドライン集，改訂第2版．南江堂，2015．＜昨今の小児診療では必須＞
3）循環器病の診断と治療に関するガイドライン（2011年度合同研究班報告）：失神の診断・治療ガイドライン（2012年改訂版）．＜成人領域中心とはなるが，一度目を通しておくとよい＞

〈榊原裕史〉

9歳女児，水泳中の失神

症例 8

来院時の心電図だけでは除外できないことがある

症　例

「水泳中に失神して，近医でてんかんの疑いといわれています．普段は元気で，失神症状は初めてです」

前医での経過

生来健康な9歳の女児．失神の既往なし．普段水泳を習っており，いままで症状なし．

学校の授業で水泳中に失神し（），救急要請．救急隊到着時には意識は回復していたが，前医へ救急搬送された．病院到着時，バイタルサインは安定，意識清明，会話も可能な状態であった．心電図は不整脈なし，胸部X線は心拡大・異常陰影なし，頭部CT・MRI検査に異常はみられなかった．失神・突然死の家族歴なし．

鑑別診断　神経原性失神（てんかん）

脳波検査でスパイクが1か所認められ，てんかんの可能性が否定できない所見と考えられた．同様の症状を繰り返す場合，抗てんかん薬治療が検討される方針となった．

運動中の失神（）であることから，心疾患スクリーニングのため当院循環器科を紹介受診した．

当院受診後の経過

胸部X線は異常なし，心臓超音波検査にも異常はみられなかった．

心電図（**図1**）は洞調律，QRS電気軸＋70°，PR延長なし，P・QRS波形の異常はみられず，Fridericia法を用いた補正QT間隔（QTc）は455 msec（正常＜440 msec，境界域440〜460 msec，延長＞460 msec）と境界域で

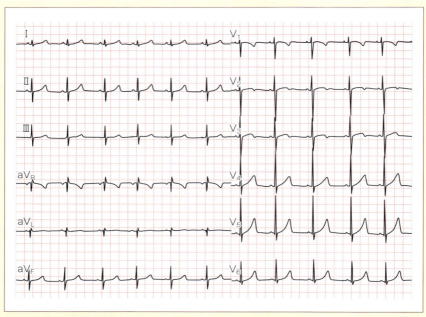

図1　本症例の安静時12誘導心電図
QTc（Fridericia法）は455 msecであり軽度の延長を認めるが，「1/2ルール」[*1]では明らかな陽性例とはいえない．

あった．
　家族歴を再度聴取したところ，失神・突然死の家族歴はないものの，心電図の QT延長を指摘されている親族がいる（ 4 ）ことが判明した．
　ホルター心電図では明らかな不整脈はみられないものの，頻脈時に最長QTc＝480 msec と延長を認めた（ 1 ）．遺伝子検査を実施し，*KCNQ1* の遺伝子変異を認めた．プロプラノロール予防内服を開始し，水泳・運動制限を行い，失神の再発なく経過している．

最終診断　先天性QT延長症候群（LQT1）

[*1] QT間隔がRR間隔の1/2を超えている場合，QT延長が疑われる．

チェックポイント

● 失神状況の確認 → 運動時失神は不整脈疾患の可能性あり

どのような状況で失神を起こしたのかによって，想定される鑑別疾患が変わってくる．そのため，失神を起こした状況について，丁寧に問診を取ることが重要である．

先天性QT延長症候群では，安静時には無症状で不整脈もみられず，運動・水泳・興奮時など，特定の状況下で不整脈・失神症状が生じる（**2**）ケースが多い．そのため，運動時など特定の状況のみで失神を起こす症例では，来院時の安静時心電図に不整脈がみられなくても，不整脈疾患の可能性を念頭に置いて診療を進める．

● 家族歴を丁寧に聴取する

先天性QT延長症候群では，家族歴を有することが珍しくないため，注意深く問診を行う（**4**）．失神・不整脈・突然死の家族歴だけでなく，「心電図の異常を指摘されている家族はいませんか？」といった質問で「QT延長心電図」の家族歴についても確認をする．また，拡張型心筋症など心筋疾患の家族歴を有する場合もある．

● QTc値を確認

成人では，1/2ルールでQT延長の有無を簡便にみることがあるが，頻脈時や徐脈時には不正確となる．そのため，心拍数の高い小児では1/2ルールを用いた判断が難しく，実際のQT間隔を確認する必要がある[*2]．

QT間隔は直前のRR間隔の影響を受けるため，計測したQT間隔を心拍補正する必要がある（補正QT間隔：QTc）．多くの心電図計ではQTc値が自動算出されるため，その値を参照するのが最も簡便であるが，自動算出値と医師の実測値ではQTc値に差異を生じることが知られており，できれば実際の計測方法を習熟しておくとよい[*3]．

[*2] QT間隔の実測は，II，V_5，V_6誘導のいずれかを用いて接線法（**図2**）で行う．

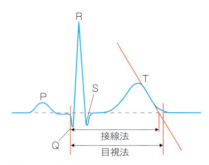

図2　QT時間測定法
目視法ではなく，接線法を用いる．

● 診断に迷う場合は，追加検査を

　先天性QT延長症候群の診断は，心電図所見や臨床症状，あるいはSchwartzの診断基準(**表1**)で行われ，QT延長が著明な症例では診断が比較的容易である．

　しかし，運動時失神でQTc値が正常値あるいは境界域の場合，診断に迷う場合がある．この場合，運動負荷心電図(トレッドミル・エルゴメータ運動負荷心電図)やホルター心電図を検討する．健常児では，運動・啼泣などの頻脈時にQTc値は短縮するが，先天性QT延長症候群では頻脈時にQTc値がより延長する場合がある．また，ホルター心電図では交互性T波など，QT延長症候群に特徴的な心電図異常がみられる場合がある．他に，顔面冷水試験や薬物負荷試験(アドレナリン)でQT延長を確認する方法もある．

TIPS

- 失神の状況や家族歴を丁寧に聴取する
- 来院時に不整脈がなくても，運動時失神では必ず不整脈疾患を鑑別に挙げる
- QTc値を(できれば実測値で)確認する

---

*3 QT間隔の心拍補正は，Bazettの補正式($QTc=QT/\sqrt{RR}$)が最も一般的に用いられるが，頻脈時に過剰補正され，徐脈時に補正が不十分となる(心拍数60〜80/分で適正に補正される)．Fridericiaの補正式はQT間隔を直前のRR間隔の三乗根で除した値($QTc=QT/\sqrt[3]{RR}$)で，徐脈や頻脈の際にも適正に補正される．そのため，小児のQTc値を算出する場合はFridericia補正式を用いる．電子カルテであれば，PC内の計算機で関数電卓が使用できる場合が多く，Fridericia補正式を実臨床の場で使用することができる．

表1　QT延長症候群の診断基準

基準項目			点数
心電図所見	QT時間の延長（QTc）*1	≧480 msec	3
		460〜479 mec	2
		450〜459 msec（男性）	1
	運動負荷後4分のQTc	≧480 msec	1
	torsade de pointes*2		2
	交互性T波		1
	notched T波（3誘導以上）		1
	徐脈		0.5
臨床症状	失神*2	ストレスに伴う失神発作	2
		ストレスに伴わない失神発作	1
	先天性聾		0.5
家族歴	確実な家族歴		1
	30歳未満での突然死の家族歴		0.5

点数の合計が，≧3.5点：診断確実，1.5〜3点：疑診，≦1点：可能性が低い，となる．
＊1：治療前あるいはQT延長を起こす因子がない状態での記録．
＊2：torsade de pointesと失神が両方ある場合は2点．
〔Schwartz PJ, et al: Long-QT syndrome: from genetics to management. Circ Arrhythmia Electrophysiol 5(4): 868-877, 2012 より〕

!) 一見QTc値が正常でも，運動時失神ではホルター心電図や運動負荷心電図検査を考慮する

■参考文献
1）須藤二朗，他：小児におけるQT間隔自動計測と接線法による計測の差の検証．心電図　35：5-14，2015．＜自動計測と医師実測によるQTc値の違いについて検討されている＞
2）Schwartz PJ, et al: Long-QT syndrome: from genetics to management. Circ Arrhythmia Electrophysiol 5(4): 868-877, 2012．＜遺伝子診断から臨床像，管理方法までがわかりやすくまとめられている＞
3）日本循環器学会：循環器病の診断と治療に関するガイドライン（2011年度合同研究班報告）：QT延長症候群（先天性・二次性）とBrugada症候群の診療に関するガイドライン（2012年改訂版）．http://www.j-circ.or.jp/guideline/pdf/JCS2013_aonuma_h.pdf（2018年3月最終確認）＜日本国内ガイドラインの最新版＞
4）国立循環器病センターHP：先天性QT延長症候群．http://www.ncvc.go.jp/hospital/section/cvm/arrhythmia/qt.html（2018年3月最終確認）＜遺伝子変異による臨床像の違いについて簡潔にまとめられている＞

（住友直文）

症状総論⑤ 発熱

> **安易に帰してはいけない発熱**
> 1. 見た目とバイタルサインの異常を認める
> 2. 生後3か月未満である
> 3. 4〜5日間以上続いている

1 見た目とバイタルサインの異常を認める

　小児科外来を受診する代表的な主訴は発熱である．発熱の主因は感染症で，大多数を占める軽度のウイルス感染（いわゆる風邪）の中から，重症感染症を見極めることが重要である．

　患児の病態把握のために，まずは生理学的視点からのアプローチを行う．発熱の原因検索よりも先に，見た目とバイタルサイン（呼吸数，心拍数，血圧，意識状態，体温，SpO_2 など）を把握することが大切である．明らかに見た目が悪い（toxic appearance）場合や著しいバイタルサインの異常がある場合には，重症感染症の可能性を第1に考えて問診や診察よりも先に酸素投与や補液などの介入が必要になる．小児の呼吸数や心拍数の基準値は年齢によって異なるため，PALS（pediatric advanced life support）などで提唱されている一定の評価基準を用いるのがよい．また，保護者の「いつもと様子が違う」という訴えや医療者の「何か変」という直感（gut feeling）は重症感染症に対する特異度が高いことが知られているため，直感は決して軽視すべきでない．

診断へのアプローチ

　生理学的アプローチは，気道（Airway），呼吸（Breathing），循環（Circulation），

意識（Disability）といった生命維持に不可欠な機能の順にみるため，ABCアプローチとも呼ばれる．このアプローチ法は，通常の外来診療とは異なるが救急外来では非常に重要である．生理学的に不安定な状態のときに，悠々と問診や身体診察をしていては目の前の患児は経時的に悪化していく．小児は急変しやすいといわれているが，実は急変した（と思われている）数時間以上前からバイタルサインは少しずつ変化していることが研究で明らかになっている．生理学的に安定していれば，問診や身体診察といった診断に至るための一般的な診療に時間をかけることができる．

　すべての発熱は，敗血症を疑うことから始める．
　➡バイタルサイン（呼吸数，心拍数，血圧，意識状態，体温，SpO_2 など）を確認．

● 気道（A）の異常

吸気性喘鳴，嚥下困難，流涎，前のめりで座る姿勢（tripod position）．
　➡上気道閉塞（急性喉頭蓋炎，深頸部感染症など）：急性喉頭蓋炎など上気道閉塞疾患を疑ったら，気道緊急として気道確保などの治療を優先する．診断のための頸部単純X線などの画像検査は不要である．

● 呼吸（B）の異常

頻呼吸，努力呼吸，呼吸音減弱，ラ音，SpO_2 低下．
　➡検査：胸部単純X線，胸部CT，胸部超音波．
　➡診断：重症肺炎，膿胸など．

● 循環（C）の異常

頻脈，CRT延長，不整脈，高度脱水所見．
　➡検査：心電図，心臓超音波，血液（肝機能，腎機能，電解質，トロポニンなど）．
　➡診断：急性心筋炎（発熱・嘔吐で急性胃腸炎と誤診されやすい），心内膜炎，ショックなど．

● 意識（D）の異常

意識障害．
　➡検査：髄液，頭部CT・MRI．
　➡診断：細菌性髄膜炎，脳炎・脳症など．

なお，Aの異常はB・C・Dの異常をきたし，Bの異常はC・Dの異常をきたす．よって，ABCDの順に安定化が必要である．

2 生後3か月未満である

　小児は年齢によって発熱における重症感染症のリスクが大きく変化する．よって，年齢別によるアプローチ(疫学的アプローチ)が必要になる．特に，生後3か月未満の乳児は，他の年齢に比較して重症細菌感染の可能性が高いこと，免疫機能が未熟であるため重症化しやすいこと，全身状態や身体所見の評価が困難であること，などといった特徴から明確に他の年齢とアプローチが異なる．重症細菌感染症でないことを予測する基準はいくつか提唱されているが，100%の精度のものはない．Philadelphia，Rochester，Bostonの基準を参考に東京都立小児総合医療センター(以下，当院)で採用している基準と診療フローを示す(図1)．なお，これらは重症「細菌」感染症でないことを予測する基準であり，重症「ウイルス」感染症は対象とされていないことに注意が必要である．

> ▶低リスク基準
> ① 基礎疾患なし，周産期に異常なし，母親の感染なし
> ② 中耳炎以外の局所(皮膚・軟部組織，骨・関節，臍など)の感染所見なし
> ③ 末梢血：WBC 5,000～15,000/μL(Band <1,500/μL，Band/Neut <0.2)
> ④ 検尿：白血球反応陰性，亜硝酸反応陰性，WBC <5/HPF(グラム染色陰性)

◀診断へのアプローチ▶
● 生後1か月未満(新生児)
　敗血症のfull work-upを実施する．具体的には，血液検査・培養，尿検査・培養，髄液検査・培養を行い，必要に応じてウイルス迅速検査(インフルエンザウイルス，RSウイルス，ヒトメタニューモウイルスなど)を追加する．また，バイタルサインや検査結果にかかわらず，重症感染症が否定できるまでは重症感染症として扱い，抗菌薬による治療を行うため入院管理とする．

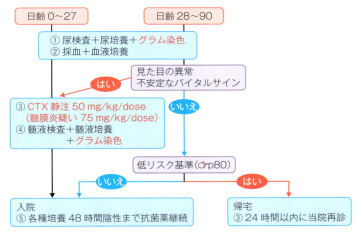

図1 生後3か月未満の発熱の診療フロー
【当院の方針】
- 日齢0～90の発熱児では基本的に血液検査，カテーテル尿の採取が必要．
- 新生児やtoxicな児では，迷わずにセフォタキシム(CTX)静注50 mg/kg/dose ➡ 髄液検査 ➡ 入院．
- その他の児では，低リスク基準などを考慮して帰宅させてもよい．
  (他の要素：ウイルス迅速検査陽性，sick contact，感冒症状，帰宅後の適切なフォローが可能)
- 基本的なバイタルサイン確認，病歴聴取，周産期歴，母親の感染の有無，全身診察(皮膚，軟部組織，骨，関節，耳，臍など)は大前提．

〔Baraff LJ：Management of fever without source in infants and children. Ann Emerg Med 36(6)：602-614, 2000 より改変〕

● 生後1か月以上～3か月未満で低リスク基準を満たさない

　見た目の異常がなければ，敗血症のpartial work-upを実施する．具体的には，血液検査・培養，尿検査・培養を提出する．見た目の異常があれば，生後1か月未満と同様にfull work-upを実施する．必要に応じてウイルス迅速検査も追加する．バイタルサインが安定し，かつ前述の低リスク基準を満たす場合には，慎重な外来フォローで対応することも可能である(翌日再診)．

> **▶年齢別のempiricな起因菌**
> - 生後1か月未満(新生児)：B群連鎖球菌，大腸菌，リステリアなど
> - 生後1～3か月：肺炎球菌，インフルエンザ菌，髄膜炎菌など

- 生後3か月～3歳：肺炎球菌，インフルエンザ菌，黄色ブドウ球菌，髄膜炎菌など

3 4～5日間以上続いている

多くのウイルス感染（いわゆる風邪）は3～4日の経過で体調がよくなることが多い．そのため，高熱が4～5日間以上続く場合は単なる風邪ではない可能性を考慮してアプローチするほうがよい（当然ながら風邪でも4～5日間ほど発熱がみられることもある）．

診断へのアプローチ

詳細な病歴聴取と身体所見からの診断に迫る最も基本的なアプローチが有効である．熱型，予防接種歴，内服歴，周囲の感染症の流行，渡航歴やペットの飼育状況などを改めて確認し，体系的に全身を診察する．その際には，悪性腫瘍や膠原病なども念頭に置く必要がある．川崎病の典型例の診断は容易であるが，主要症状がそろわない不全型のこともあるため，疑わしい場合には血液検査や心臓超音波検査などを行う．

帰してもよい発熱

発熱の急性期では，バイタルサインに異常がなく，かつ診察上も明らかな重症感染症が疑われなければ，いったん帰宅させてもよい．帰宅とは，診察の終了を意味するのではなく，自宅での経過観察を安全に行えるという意味である．よって，帰宅の際には，自宅での具体的な観察の方法を保護者に理解してもらう必要がある．「何かあったら来てください」といった曖昧な表現ではなく，「どんな症状がどれくらい続いたら再診する」といった具体的な説明が求められる．保護者の理解が乏しく，自宅での安全な経過観察が不可能なときには，入院による経過観察が選択されることもある．

■参考文献

1) Balamuth F, et al: Chapter 26 Fever. In: Shaw KN, et al (ed): Fleisher & Ludwig's textbook of pediatric emergency medicine, 7 th ed. pp176-184, Lippincott Williams & Wilkins, 2016. ＜小児救急

の成書．発熱などの症候からのアプローチ法がよくまとめられている＞
2) Van den Bruel A, et al: Clinicians' gut feeling about serious infections in children: observational study. BMJ 345: e6144, 2012. ＜重症感染症に関する医師の直感の陽性尤度比は25.5と非常に高い．また，それは経験年数に寄らないとされている＞
3) Fleming S, et al: Normal ranges of heart rate and respiratory rate in children from birth to 18 years of age: A systematic review of observational studies. Lancet 377(9770): 1011-1018, 2011. ＜小児の呼吸数と心拍数の基準値を作成した過去最大規模のシステマティックレビューである＞
4) American College of Emergency Physicians Clinical Policies Subcommittee (Writing Committee) on Pediatric Fever: Clinical Policy for Well-Appearing Infants and Children Younger Than 2 Years of Age Presenting to the Emergency Department with Fever. Ann Emerg Med 67(5): 625-639. e13, 2016. ＜米国救急医学会の臨床指針であり，予防接種による疫学の変化など含めて非常によくまとめられている＞

（萩原佑亮・三浦　大）

> 7歳男児，発熱＋頸部腫脹

症例 9

"4日目の発熱"が分かれ目

症例

「高熱が続き，首をひどく痛がり，元気もありません．いつもの風邪と違うように思うのですが大丈夫でしょうか？」

外来での経過

7歳の男児．発熱が出現した当日，近医に受診し感冒と診断された．3病日から左頸部が腫脹し，39℃前後の高熱が持続するため4病日（ 3 ）に再診した．化膿性リンパ節炎の診断で抗菌薬（セフジトレンピボキシル）を処方された．6病日になっても解熱せず，発疹が出現したため前医を再受診した．

鑑別診断 化膿性リンパ節炎

バイタルサインは意識清明，体温39.4℃，心拍数164/分，呼吸数30/分，SpO_2 100%，CRT 2秒であった．眼球結膜や口唇の充血，苺舌はなかったが，左後頸部に直径3 cmの圧痛を伴う硬いリンパ節腫脹を触知した．体幹に小紅斑が散在していたが，四肢末端の紅斑・浮腫はみられなかった．血液検査で，WBC 13,800/μL，Neut 82%，Hb 11.6 g/dL，Plt 25.4×10^4/μL，Na 132 mEq/L，AST 252 IU/L，ALT 136 IU/L，TB 1.4 mg/dL，CRP 11.9 mg/dL と異常所見を認め，入院した．

入院後の経過

化膿性リンパ節炎の診断で，抗菌薬（セファゾリンナトリウム）の静注が開始された．入院2日目（7病日）も発熱が続き，眼球結膜充血と口唇発赤・苺舌が出現したため川崎病の診断で，免疫グロブリン静注（intravenous immunoglobulin：IVIG）とアスピリンが投与された．発熱が持続し，9病日

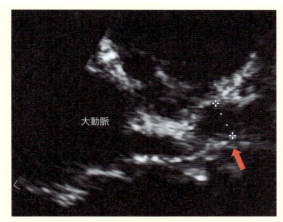

図1　症例の心臓超音波検査
左冠動脈の前下行枝に径 4.9 mm の瘤を認める.

からIVIG, 10病日からウリナスタチンが追加された. しかし, 微熱が続き12病日の心臓超音波検査で冠動脈拡大を認めたため当院に転院となった.

インフリキシマブを投与し速やかに解熱が得られたが, 32病日の心臓超音波検査では, 右冠動脈 2.4 mm (Zスコア 0.8), 左冠動脈主幹部 3.2 mm (2.1), 前下行枝近位部 4.9 mm (5.4), 回旋枝 1.9 mm (0.5) と中等瘤を認めた(**図1**). 退院後, 経過を観察していたところ瘤は次第に縮小化し, 発症1年後の心臓カテーテル検査で退縮を確認しアスピリンを中止した.

最終診断　川崎病

チェックポイント

● **川崎病の鑑別**　4日目の発熱で「＋α」を見逃さない

4日間以上の発熱では原因検索が重要(3)で, 診断が明らかでなければ川崎病は必ず念頭に置く. 6つの主要症状のうち5つ以上ある典型例では診断は比較的容易であるが(**図2**), 類似した症状を示す疾患を鑑別する必要がある. 眼球結膜の眼脂・偽膜, 軟口蓋の紅斑や扁桃の白苔, 膿疱やザラザラした(サンドペー

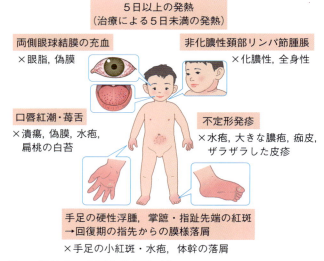

図2 川崎病の主要症状と鑑別点
×は川崎病では否定的な所見を示す．
〔宮田功一，他：川崎病．小児科診療 80(1)：83-90，2017 より改変〕

パー状)皮疹，手足の水疱などは否定的な所見である．

　不全型でも，主要症状が4つあれば診断は比較的容易であるが，3つ以下の不全型では難しい．本症例でも **4病日で川崎病を疑って検査を行い，入院も考慮するべきであった**．特に，① 消化器症状・神経症状・ショック症状が顕著な例，② 微熱など軽度の症状が持続する"くすぶり(indolent)"型，③ 頸部リンパ節腫脹が先行する例では，川崎病の診断に注意を要する．

　本症例は，学童に多い頸部リンパ節腫脹先行例であった．しばしば鑑別に難渋する化膿性リンパ節炎に比べ，川崎病では年齢が高く(指標として5歳以上)，好中球数が多く(10,000/μL 以上)，CRP 値(7.0 mg/dL 以上)も AST 値(30 IU/L)も高いという報告がある．頸部超音波所見も鑑別の参考になり，川崎病では化膿性リンパ節炎に比べ，複数のリンパ節が集簇した多房性が多いとされている．

● 主要症状だけでなく検査も有用な手がかり！

　検査所見も川崎病の診断に重要である．末梢血では，白血球数・好中球数増多，ヘモグロビン値・血小板数低下，生化学ではアルブミン低値，ナトリウム低値，AST・ALT・総ビリルビン高値，CRP高値などの特徴がみられ，月齢や治療開始病日も加味したIVIG不応を予測するリスクスコアに採用されている．沈渣の白血球増多（無菌性膿尿）も特徴的所見で，尿路感染症と誤診されることもある．

　冠動脈瘤の有無と程度を診断するため心臓超音波は最重要の検査で，診断に迷う際は繰り返し行う．冠動脈内径の実測値が5歳未満3mm以上，5歳以上4mm以上は異常と判定し，川崎病を疑うべきである*．また病初期には，冠動脈周囲の輝度増強，心膜液貯留，弁逆流，左室収縮能低下などにも注目する．

● 1日の遅れが結果を左右する

　冠動脈瘤の予防のためには，時期を逸せず治療する必要がある．4病日以降で川崎病の主要症状が（発熱も含め）4つ以上あれば，入院してIVIGで加療してよいと考える．3つ以下の場合でも，他の疾患が鑑別できれば，5病日（遅くとも7病日まで）にはIVIGを開始したい．本症例でもIVIGや追加治療が1日でも早ければ，冠動脈瘤を抑制できた可能性があった．また，IVIG不応を予測するリスクスコア（小林スコア8点）が陽性であったので，初回IVIGにステロイドを併用しても有効であったと思われる．

TIPS

- 4日以上続く高熱では川崎病を念頭に置く
- 化膿性リンパ節炎では川崎病を鑑別する必要がある
- 川崎病を疑ったら血液検査と心臓超音波検査を行う

---

* 小児では成長の要素があるので，世界的には体表面積で補正したZスコア（実測値と平均値の差を標準偏差で除した値）が重視されている．日本人の正常値も確立されたので，Zスコア2.0～2.5以上も参考にしたほうがよい．計算表のファイルは以下のURLからダウンロードできる（http://raise.umin.jp/zsp/）．

■参考文献

1) Takahashi T, et al: Development of coronary artery lesions in indolent Kawasaki disease following initial spontaneous defervescence: a retrospective cohort study. Pediatr Rheumatol Online J 13(1): 44, 2015. ＜当院レジデントによる"くすぶり"例の報告である＞
2) Yanagi S, et al: Early diagnosis of Kawasaki disease in patients with cervical lymphadenopathy. Pediatr Int 50(2): 179-183, 2008. ＜頚部リンパ節炎との鑑別がテーマで，検査所見などの指標を示している＞
3) Nozaki T, al: Cervical ultrasound and computed tomography of Kawasaki disease: Comparison with lymphadenitis. Pediatr Int 58(11): 1146-1152, 2016. ＜頚部リンパ節炎との鑑別がテーマで，画像診断のポイントを詳述している＞
4) 佐地 勉，他：川崎病急性期治療のガイドライン（平成24年改訂版）．日小循誌 28(Supplement3)：s1-s28，2012．＜本邦の急性期診療に関するガイドラインで，小児科医は必読である＞
5) Kobayashi T, et al: A new Z score curve of the coronary arterial internal diameter using the lambda-mu-sigma method in a pediatric population. J Am Soc Echocardiogr 29(8): 794-801, 2016. ＜日本人小児の冠動脈径の正常値の報告で，Zスコアの算出法は米国を凌駕している＞

〈三浦　大〉

6か月男児．発熱＋頻回の嘔吐

症例 10 嘔吐は胃腸炎だけとは限らない

症　例

「5～6回吐いていて，顔色が悪いです．手足も冷たくて，保育園で熱が出る風邪が流行っているみたいです」

外来での経過

　生後6か月の男児．1週間前に2日間高熱を出したが，その後元気に過ごしていた．外来受診当日の朝から不機嫌で，哺乳量はいつもの2/3程度であったが，いつものように保育園に登園した．登園後，発熱し，頻回に嘔吐するようになり，母親が呼ばれ近医を受診した．頻脈，末梢冷感がみられ，胃腸炎に伴う脱水症と診断された．制吐薬・整腸薬を処方され，経口補水療法（oral rehydration therapy：ORT ☞p115）を指導され帰宅した．帰宅後，嘔吐はみられなかったが，不機嫌が続いた．次第に意識混濁がみられ，顔面蒼白となり（）母親の呼びかけに応じなくなったため，救急搬送され受診した．

鑑別診断　胃腸炎，脱水症

　末梢冷感は著明で，CRTは3秒以上に延長していた．GCS 7（E1V2M4）と明らかに意識低下がみられた．心音減弱，心拍数200/分，血圧は収縮期60 mmHg，呼吸数50/分といずれもショック状態を示す所見であった（）．血液検査でCK 2,000 IU/L，CK-MB 450 IU/L，Tn-T（トロポニン-T）2.5 ng/mLと心筋逸脱酵素の上昇を認め，入院加療とした．

入院後の経過

　ショックのため，PICUに入室．鎮静，挿管・人工呼吸器管理，アドレナリンの持続静注が開始された．心臓超音波検査では，左室のEF（ejection fraction：駆出率）が30％と著明に低下していることが判明した．モニター上，QRS波の幅の拡大，short run VTを認め，緊急的にECMO（extracorporeal membrane oxygenation：体外式膜型人工肺）による体外補助循環が開始された．並行して，免疫グロブリン大量療法（1 g/kgを2日間静注）が行われた．入院2日目には，心静止の状態となった．入院7日目より，心収縮の回復傾向がみられ，10日目にアドレナリン投与下でECMOから離脱した．しかしながら，回復後もEFは40％程度で心拡大も明らかであり，二次性拡張型心筋症の状態が続き，長期的に慢性心不全管理（利尿薬，アンジオテンシン変換酵素阻害薬，β遮断薬の内服）が必要となった．

最終診断 心筋炎

チェックポイント

● **心筋炎の初発症状**

　急性心筋炎の際に「発熱」が必発であると思われるかもしれないが，その割合は4割程度と決して高くはない．発熱と並ぶ頻度でみられる症状として，嘔気・嘔吐が3～4割でみられ，腹痛・下痢などの腹部症状全般では5割近くの症例にみられる．循環不全そのものの症状として，うっ血性心不全に伴った呼吸困難感は3割程度，ショックを呈するのは1割程度[1]と，初期には循環不全に伴った症状が明らかではないことも多く，経時的に状態が進行する可能性があることを常に意識する必要がある．

　特に自分の訴えを言葉で表現できない新生児～幼児では，保護者の訴えのみで心筋炎を疑うことは非常に難しく，見た目や身体所見（末梢冷感，CRT，心音では奔馬調律），バイタルサインに注意して心筋炎を常に鑑別として挙げることが早期の診断につながる．

● **疑った場合は，採血，心電図，心臓超音波検査をできるだけ迅速に行う**

　採血では，クレアチンキナーゼ（CK），CK-MB，AST，LDHなどの逸脱酵素の上昇，経時的な変化がみられ，特にTn-Tの上昇は特異的である．

心電図変化として，ST-T変化はほぼ100%でみられ，その他，R波減高や異常Q波も約半数でみられるため，12誘導心電図は非常に有用である（正常の心電図に普段から慣れておくと，変化に気づける確率が上がる）．また，房室ブロックや心室細動・心室頻拍がある場合には急激に進行する可能性があり，専門施設へすぐに連絡・搬送することを躊躇しないようにしたい．

　心筋炎の状態（心不全の程度）をみる意味で，心臓超音波検査による心室壁運動の低下は有用な所見であるが，初期にはボーダーライン程度の低下のみであることも多く，明らかな低下がないから心筋炎ではない，あるいは心筋炎であっても軽症と断定するのは危険で，呈示した症例のように経時的に変化することも多く経験される．他に心膜液貯留や心筋壁厚がみられることもあり，心筋炎を疑う手がかりとなる．

　胸部X線で心拡大がみられることもあるが，その場合にはある程度病状は進行しており，初期にはむしろ心拡大は3割程度と少ない．

● 急性心筋炎，特に劇症型心筋炎では1分，1秒でも早く診断し，治療を開始することが予後に直結する

　劇症型心筋炎とは，「血行動態の破綻を急激にきたし，致死的経過をとる急性心筋炎」と定義され，ECMOなど補助循環が普及した現在においては，「体外循環を必要とする重症度」の症例ともいえる．その経過は図1に示すように，数日から場合によっては数時間の単位で心機能低下を認め，1〜2週間持続した後に回復傾向（一部の症例では全く回復しないこともある）となるのが一般的である．急性心筋炎では，1/3で完全に回復，1/3で何らかの後遺症を残し，1/3が拡張型心筋症の状態になる．劇症型心筋炎では20%で死亡するとされ，ECMOを使用した循環補助による血行動態維持が救命率向上に直結する．そのため，心筋炎を疑った場合は，ECMOによる治療が可能な専門施設へ迅速に搬送することが救命のために必要である．

TIPS
- 頻回の嘔吐では急性心筋炎も念頭に置く
- 見た目やバイタルサインの異常がみられる場合には，クリニックレベルでは

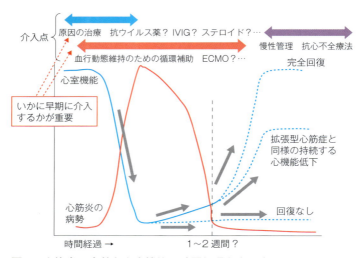

図1 心筋炎の病勢と心室機能の時間経過と介入点
心筋炎の病勢がピークとなる前に原因治療，血行動態維持のための循環補助が重要である．

すぐに搬送，二次病院レベルでは採血，心電図，心臓超音波検査を迅速に行うことを考慮し，専門施設への紹介をためらわないようにする

■参考文献
1) Saji T, et al: Comparison of the clinical presentation, treatment, and outcome of fulminant and acute myocarditis in children. Circ J 76(5): 1222-1228, 2012. ＜日本小児循環器学会による日本の小児の急性・劇症型心筋炎の臨床像を調査しまとめた論文＞
2) 日本循環器学会：循環器病の診断と治療に関するガイドライン(2008年度合同研究班報告)：急性および慢性心筋炎の診断と治療に関するガイドライン(2009年改訂版)．http://www.j-circ.or.jp/guideline/pdf/JCS2009_izumi_h.pdf ＜成人のガイドラインだが小児についても言及した項があり，多様な心筋炎について概説し，よくまとまっている＞
3) 佐地 勉，他(日本小児循環器学会学術委員会)：小児期急性・劇症心筋炎の診断と治療の指針．日児循誌 22(4)：514-524，2006．＜日本小児循環器学会による小児のガイドラインで，小児医療に従事する医師は一読することをお勧めする＞

（福島直哉）

5歳女児．発熱＋腹痛＋嘔吐

本当に胃腸炎ですか？

症例11

症　例

> 「吐いてしまって食事が摂れません」

外来での経過

　5歳の女児．特に既往はなく生来健康だった．発熱，嘔気が出現した当日，近医を受診し胃腸炎と診断された．発熱2日目，嘔吐が出現し経口摂取不良であったため当院を受診した．38.7℃の発熱を認めていたものの全身状態は安定しており，軽度の咽頭発赤を認めたため上気道炎の診断で帰宅となった．**発熱4日目**（3），腹痛が出現したため近医を再診し，血液検査で著明な炎症反応高値を認めたため当院を紹介受診した．受診時のバイタルサインは意識清明，体温39.1℃，心拍数148/分，呼吸数32/分，SpO₂ 100%，CRT 1秒で，心窩部痛と右下腹部痛，左背部叩打痛を認めていた．

鑑別診断 虫垂炎，胃腸炎

　腹部超音波検査では，肝臓・胆囊・膵臓・腎臓に明らかな異常はないと判断した．虫垂の腫大は認めなかった．血液検査で，WBC 12,790/μL，Neut 84.2%，Hb 12.0 g/dL，Plt 14.8×10⁴/μL，BUN 11.8 mg/dL，Cr 0.26 mg/dL，CRP 30.9 mg/dLと著明な炎症反応高値を認めた．尿検査では，WBC＜1/HPFであった．熱源が同定できないため造影CT検査を行ったところ，左腎の腫大ならびに左腎上極とその近傍に複数の腫瘤状の造影効果減弱部位を認めた（**図1**）．明らかな液状変化は認めず，急性巣状細菌性腎炎（acute focal bacterial nephritis：AFBN）と診断した．

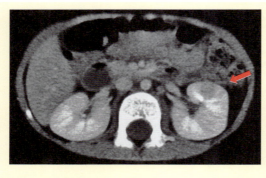

図1 症例の腹部造影CT
左腎の腫大，左腎上極とその近傍に複数の腫瘤状造影効果の減弱を認める．液状変化は認めない．

入院後の経過

　入院後，抗菌薬（セファゾリンナトリウム）の静注が開始された．5病日，入院時に採取した中間尿培養から *Escherichia coli* が同定され，アンピシリン静注へ変更した．抗菌薬治療の開始後に解熱し，腹痛・背部叩打痛も消失，9病日に抗菌薬をアモキシシリンの内服へ変更し退院した．抗菌薬は静注・内服を合わせて計21日間使用した．その後，ST合剤による予防内服を開始したが，尿路感染症の再燃を1度認めている．問診上，尿を我慢するなどの排尿習慣の問題は認めなかったが，便秘がちであり浣腸と緩下剤による排便コントロールを行った．治療終了1か月後に行った排尿時膀胱尿道造影（voiding cystourethrography：VCUG）で左腎の膀胱尿管逆流（vesicoureteral reflux：VUR）Grade 4を認め，泌尿器科へ併診を依頼した．

最終診断 急性巣状細菌性腎炎

チェックポイント

● **小児の上部尿路感染症の主訴は必ずしも発熱・背部叩打痛ではない**

　上部尿路感染症は，小児の発熱性疾患としてcommonであり必ず念頭に置かなければならない．成人例では背部叩打痛を認めることが多いが，小児では乳児期発症が多く，「発熱のみ」を主訴とすることが多い．また，上部尿路感染症の主訴として「発熱＋嘔吐」「発熱＋腹痛」といった消化管感染症と区別のつきに

くい例も存在するため注意を要する．本症例も初診時に，近医では胃腸炎，当院では上気道炎と診断されている．

● 尿検査のみで上部尿路感染症は否定できない

　尿路感染症診断の gold standard は尿培養である．本邦では，単一菌が中間尿で 10^5 コロニー/mL 以上，カテーテル尿で $5×10^4$ コロニー/mL 以上認めるものを尿路感染症とすると定義されている．しかし尿培養は結果が判明するまで数日の期間を要するため，臨床現場では尿試験紙法による亜硝酸塩・好中球エラスターゼの反応，または尿沈渣での白血球尿（＞5/HPF）の存在により診断を代用することが多い．ここで問題となるのは，上部尿路感染症によるこれら検査の感度である．過去の報告では，尿試験反応での亜硝酸塩・好中球エラスターゼの感度はそれぞれ 53％，84％，沈渣白血球尿の感度は 78％ である．AFBN に至っては約半数に白血球尿を認めないとの報告もある．本症例では白血球尿を認めてはいない．AFBN は，「尿沈渣で白血球尿を認めないことで否定ができない」ことを念頭に置いて診療を行う必要がある．

● 画像検査が診断の助けとなる

　AFBN の診断に至る最も確実な診断方法は造影 CT である．造影 CT では，腎実質に内部が不均一な腫瘤像の造影不良域として描出される．CT は放射線被曝の点から熱源が同定できない患児全例に行うわけにはいかないが，腎臓超音波検査の異常者や白血球尿，また治療不応の場合に検討する．

　超音波検査は非侵襲的であり外来でも簡便に行うことができる．AFBN では腎実質内に低または高エコーの腫瘤像を認めるとされるが，実際には腫瘤像がはっきりしない例が一定数あることが知られている．患側腎の腫大も AFBN の超音波像の特徴の 1 つであるが，これは腎盂腎炎にもみられる所見である．発熱の原因として上部尿路感染症を鑑別する点では有用であるが，両者を区別することはできない．カラードプラやパワードプラでは AFBN 部位の血流欠損像を認めることがあり診断に有用であるが，検査者の技術によるところが大きい．

● AFBN の診断はなぜ必要か？

　AFBN は 1979 年 Rosenfield らによって報告された疾患概念である．「腎実質

局所感染による膿瘍（液状）病変を伴わない腫瘤性病変」と定義され，急性腎盂腎炎と腎膿瘍の中間に位置する病態とされている．小児科領域でも報告例が散見されるが，急性腎盂腎炎・腎膿瘍との区別が明確ではなく，疾患概念そのものを疑問視する声もある．ではなぜAFBNの診断が必要か．それは腎盂腎炎とAFBNでは治療期間と尿路奇形の合併頻度が異なるからである．ChengらはAFBN患者での抗菌薬治療期間を2週間とした群と3週間とした群の治療効果の比較を行い，2週間投与群で治療不全例が多いことを報告した[1]．そのため腎盂腎炎では2週間の抗菌薬投与期間を，AFBNでは3週間にする必要がある．またAFBNでは腎尿路奇形の合併頻度が高いことが報告されている（腎盂腎炎と変わりないとする報告もある）．初回の上部尿路感染症ではVCUG検査を行わない施設もあるが，AFBNと診断した場合はVCUG検査を行うことが推奨される．

TIPS

- 上部尿路感染症は発熱・背部痛以外の主訴を呈することがある
- 上部尿路感染症は尿検査だけでは除外できない
- AFBNの診断には画像検査が必須である
- AFBNと腎盂腎炎は治療期間・腎尿路奇形の合併頻度が異なる

■参考文献
1) Cheng CH, et al: Effective duration of antimicrobial therapy for the treatment of acute lobar nephronia. Pediatrics 117(1): e84-89, 2006. ＜AFBNに対する抗菌薬治療期間について検討した前向き研究＞
2) Rosenfield AT, et al: Acute focal bacterial nephritis (acute lobar nephronia). Radiology 132(3): 553-561, 1979. ＜AFBNの概念を最初に提唱した論文である＞
3) Avner ED, et al: Pediatric Nephrology, 7th ed. Springer, 2009. ＜小児尿路感染症の疫学・病態・治療法が幅広く網羅されている教科書であり，一度は目を通しておきたい＞
4) Finnell SM, et al: Diagnosis and management of an initial UTI in febrile infants and young children. Pediatrics 128(3): e749-e770, 2011.
5) 秋場伴晴，他：急性巣状細菌性腎炎の臨床的意義．小児臨 59(7)：1557, 2006. ＜本号ではAFBNについて賛成・反対，各専門科の立場からの検証がなされている＞
6) 長谷川慶，他：急性巣状細菌性腎炎における臨床像とリスクの検討．日小児腎臓病会誌 29(2)：142-146, 2016. ＜単一施設での小児AFBN症例の臨床像，リスクについて検討した論文．過去の報告例についてもまとめられている＞

（井口智洋・濱田　陸）

症状総論⑥ 嘔吐

> **安易に帰してはいけない嘔吐**
> 1. 見た目とバイタルサインの異常を認める
> 2. 胆汁性嘔吐など閉塞性を疑う
> 3. 頭痛，めまいなどの中枢性症状をきたす
> 4. 3歳以上である

1 見た目とバイタルサインの異常を認める

　腹痛のない嘔吐は鑑別が多岐にわたり，全身をくまなく診察する必要がある．また，腹痛を認めても消化器疾患とは限らない．緊急性の高い疾患を見逃さないためには心拍数をはじめとするバイタルサインを確認し，緊急性を評価する必要がある．

　心筋炎は嘔吐を主訴として来院する場合がある．糖尿病性ケトアシドーシスは急性腹症の鑑別として挙げられ，嘔吐をきたす疾患として重要である．副腎不全は緊急性が高いが，高熱や持続的な腹痛を伴うことがあり，胃腸炎と誤診しやすい．また，発熱に伴って二次的に副腎不全が生じることもある．ステロイドの服用歴を含めた既往歴を聞き出す必要がある．その他，尿路感染症，ミルクアレルギー，先天性代謝疾患など，見逃してはいけない嘔吐の鑑別疾患は多く存在する．

◀診断へのアプローチ▶

　嘔吐に付随する症状がないか，病歴聴取を行う．また嘔吐時の状況(急性 or 慢

性，経口摂取歴，外傷歴）を十分に聴取し，focus を絞り込む必要がある．嘔吐のみでその他の症状および所見がはっきりしない場合でも，発熱や啼泣のない状態で認める頻脈や頻呼吸があれば，心電図，X 線，心臓超音波検査や血液検査を行い，緊急性のある疾患は除外する必要がある．胃腸炎に付随する脱水や低血糖をきたしている場合も速やかな介入が必要である．胃腸炎を契機として腸重積や溶血性尿毒症症候群なども起こりうるため，一般的な経過から逸脱したときに再度評価を行う必要がある．

2 胆汁性嘔吐など閉塞性を疑う

　消化管の閉塞性疾患は早期発見および緊急介入を必要とするが，初期症状は非特異的であり診断は時に困難である．小児科では嘔吐で受診する患者は多いが，外来においてまずは緊急性のある疾患の除外（rule out）を行う．新生児，早期乳児期には肥厚性幽門狭窄症，乳幼児期には腸重積というように，年齢により発症する頻度が異なる．重症度と頻度の高いものから順に鑑別していく必要がある．閉塞性疾患として代表的な中腸軸捻転は早期乳児に多いとされるが，3 歳以上で発症する報告もあり，年齢のみで除外してはならない．内ヘルニアはまれな疾患ではあるが，すべての年齢層で発症する可能性がある．腹部手術後の患者は麻痺性イレウスをきたすことが多いが，絞扼性イレウスを発症することもある．頻回の既往歴があっても，いつもと異なるところ（腹痛の程度，嘔吐の頻度など）がないか，十分に確認する．

◀診断へのアプローチ▶

　吐物の確認を行う．吐物の性状に応じて，閉塞部位が特定できることがある．胆汁性嘔吐は，十二指腸より肛門側での閉塞を疑う必要がある．ただし黄色から緑色のものを嘔吐した患者のうち緊急の手術を要したのは 10〜39％ とされており，すべての症例が閉塞性疾患というわけではない．逆に，急性胃軸捻転など十二指腸より口側での閉塞をきたす疾患は閉塞性であっても胆汁性吐物ではない．なお，吐物が血性であった場合は，鼻出血の嚥下の可能性がなければ凝固系も含めた血液検査を行うことが望ましい．

　持続的で多量の嘔吐，腹部膨満，腸蠕動の減弱あるいは消失は，閉塞性を疑う

所見である．閉塞性疾患を疑った場合はX線や腹部超音波検査，CTなどでガス分布や液面形成の有無，虚血の有無を確認する．異物による腸管閉塞は病歴を聴取し，適切な画像で同定を行う．

3 頭痛，めまいなどの中枢性症状をきたす

　頭蓋内圧亢進時には嘔吐症状をきたす．早朝からの頭痛，嘔気を伴わない嘔吐は中枢性疾患を想起する．新生児，乳児の場合は中枢性の症状を特定しづらく，理由の同定できない不機嫌や哺乳不良などの併存がある場合，髄膜炎に注意する必要がある．逆に腸重積は意識障害を起こすため，中枢性疾患に気をとられ見落としやすい疾患である．片頭痛は嘔吐や嘔気を伴うこともあるが，初回発作時には診断はできないため，症状が強ければ画像検索を行うほうがよい．

◀診断へのアプローチ▶

　嘔吐時の病歴から中枢性疾患を想起する場合は，全身をくまなく確認する．頭痛がある場合は血圧の測定をすべきである．新生児，乳児では髄膜炎を念頭に置いて，母体の感染歴や予防接種歴を確認する．外傷を疑う病歴や身体所見がないかを確認し，紫斑や内出血などを認めた場合は出血傾向がないか，また虐待も念頭に置く必要がある．

　虐待のうち，shaken baby syndromeは目立った外傷がないこともある．体格や衣服，両親の様子に違和感がある場合は母子健康手帳などで社会背景の確認を行う．虐待を疑う場合は，聴取した内容は忠実にカルテ上に残し，入院も検討する．

　頭部打撲後に嘔吐で受診する患者の多くは脳振盪であるが，National Institute for Health and Care Excellence(NICE)のガイドラインでは連続しない3回以上の嘔吐がある場合には頭部CTの適応とされている．亜急性～慢性の経過でも歩行障害や視野障害などの神経学的所見を確認し，異常がみられれば脳腫瘍も疑い画像検索を行うべきである．

4 3歳以上である

　溢乳がみられるように，正常な乳幼児において胃食道逆流は生理的なものである．乳児の逆流は生後数か月間で症状として現れ，症状の大半が12～24か月までに消失する．それより年長児の嘔吐は何らかの異常がある状態であるが，3歳未満に比して症状や所見をとりやすいことも多く，focusは比較的絞りやすい．腹痛があれば，痛みの部位，性状を聴取し，鑑別を進める．虫垂炎は典型的には上腹部から右下腹部に移動する腹痛を認める．非典型例も多く，最後まで除外せず繰り返し診察する．

　思春期女児になると，月経や妊娠といった婦人科領域も念頭に置く必要があるが，小児科医は失念しがちであるため注意を要する．

診断へのアプローチ

　所見をとるときには再現性があるかの評価が重要になる．啼泣している場合はfocusがはっきりしないため，可能であれば時間を置いて再度診察を行う．急性胃腸炎は嘔吐から発症し，腹痛，下痢と変化していくのが一般的で嘔吐のみの段階での診断は困難である．虫垂炎は嘔吐の前に腹痛を訴えることが多いが，下痢をきたすこともあり，時に胃腸炎と診断が困難である．安易な診断は行わず，帰宅可能と判断した場合でも一般的な経過を説明し，そこから逸脱する場合は速やかに受診するように説明するべきである．

帰してもよい嘔吐

　咳き込み嘔吐や周囲の感染歴から胃腸炎が強く疑われ，診察上も緊急性疾患は否定的である場合は，経口飲水が可能であれば帰宅可能である．この場合も予想される経過から逸脱する場合は受診するように説明する．

　また，帰宅後も嘔吐の可能性はあり，経口補水療法(oral rehydration therapy：ORT，☞p115)の方法を指導する．1回量が多すぎないこと，水分と糖分，塩分を摂取することが大事であることを伝える必要がある．1回量は5 mL(小さじ1杯)程度，5分おきに与えると嘔吐せずに治療が可能とされる．一般的な胃腸炎であれば，浸透圧＜230 mmol/Lの低浸透圧液が等浸透圧液に比して治療失

敗や嘔吐の再燃なく，経口補水液として適しているとされる．家庭で経口補水液を作製するには1Lの水に3gの塩，18gの砂糖を溶解するとよい．

■参考文献
1) Ris MD, et al: Chapter 77 Vomiting. In: Shaw KN, et al（ed）: Fleisher & Ludwig's textbook of pediatric emergency medicine, 7 th ed. pp528-535, Lippincott Williams & Wilkins, 2016. ＜小児救急の成書．症候から鑑別すべき疾患が網羅的に記載されている＞
2) 小関一英（監訳）：急性腹症の早期診断―病歴と身体所見による診断技能をみがく，2版．メディカル・サイエンス・インターナショナル，2012．＜『Cope's early diagnosis of the acute abdomen』の訳書．各疾患の一般的な経過から急性腹症と間違いやすい疾患までまとめられており，読みやすい＞
3) Selbst SM, et al: Chapter 29 Vomiting. Pediatric emergency medicine secrets, 3rd ed. Elsevier, 2014. ＜症状を生理学的な部分から順番に記載している．また症例ベースに診断のアプローチ法も記載されている＞
4) Kliegman RB, et al: Nelson textbook of pediatrics. Elsevier, 2016. ＜小児科領域の最も有名な成書．一般的な疾患の病態も詳細に書かれている＞

（渥美ゆかり）

13歳女子．嘔吐＋腹痛
子どもの"痛い"を どこまで信じられるか

症　例

「夕食を食べてから突然お腹が痛くなり，苦しそうです．それまでは元気でバレーボールの練習をしていたくらいなのに．突然のことでびっくりしています．大丈夫でしょうか？」

受診までの経過

　生来健康な13歳の女子．夕食摂取後に急激な腹痛と嘔吐を認め，A総合病院夜間救急外来を受診した．血液検査，腹部超音波検査，単純X線写真では特記所見を認めなかった．普段から排便は数日に1回と便秘傾向であったことから便秘を疑い，浣腸にて多量の排便を認めた．腹痛も軽減したため帰宅となった．しかし，その後も強い腹痛が持続するようになったため，精査・加療目的に当院へ紹介受診した．

　身長152 cm，体重35 kg．体温36.9℃，血圧112/65 mmHg，心拍数126/分，呼吸数28/分，SpO₂ 100%，CRT 1秒．表情は苦悶様で顔色不良（ 1 ）．腹部所見は軽度膨満がみられるが軟らかく，筋性防御はなし．血液・生化学検査では，CK 248 U/L，LDH 326 U/Lと高値．その他に特記すべき異常所見は認めず．腹部単純X線を撮影した（図1）．

鑑別診断1 便秘またはウイルス性腸炎

受診後の経過

　腹部所見やX線写真では腸閉塞など外科的疾患を疑う所見は認めなかった．便秘またはウイルス性腸炎の可能性を考えたが，児の疼痛の訴えが強く，持続していたことから造影CTを行った（図2）．

　急性発症の持続する強い腹痛と嘔吐を認めていたこと，および腹部造影

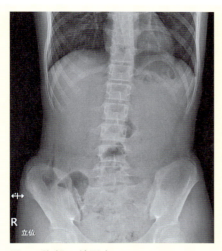

図1 腹部X線写真
腸管ガスは少なく，小腸の拡張も認めない．

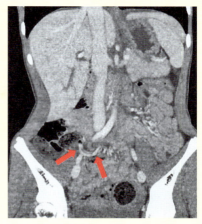

図2 腹部造影CT
右下腹部に小腸由来の腸間膜動脈が反時計回りに約270°捻転していた（↑，whirl sign）．小腸および盲腸の拡張は認めなかった．

CT検査にてwhirl signを認めたことから，腸管捻転症を疑い，診断および治療が可能な審査腹腔鏡を行う方針とした．

鑑別診断2 腸管捻転症

入院後の経過

発症から12時間後に腹腔鏡にて腹腔内を観察したところ，盲腸は約270°捻転していたが腸管の虚血や壊死の所見は認めなかった．盲腸および上行結腸は後腹膜との固定不全を認めた．盲腸捻転症の診断で，腹腔鏡下に捻転解除および盲腸固定術を行った．術後経過に問題なく，術後7日目に退院した．術後6か月が経過した現在も腸閉塞の再発を認めていない．

最終診断 盲腸捻転症

チェックポイント

● **家族，本人の訴えの重要性**　重症心身障害児や乳幼児であっても診断できたか

　今回の主訴である「腹痛」と「嘔吐」は小児外来でよくみかける症状である．身体所見や血液検査，X線写真からは外科的疾患を示唆する所見は認めなかった．そのためCTについては撮像するか少々悩んだが，強い疼痛が持続しており，顔色不良もある（ 1 ）ことから行うこととし，診断の一助となった．

　盲腸捻転症において，重症心身障害児は7〜8割と多くの割合を占める．呑気症や腸管機能の低下により普段から腸管拡張を認めているため，腹部所見やX線写真では所見に乏しく腸閉塞の診断がつきにくい．症状の訴えが十分にできないこともあり，さらに診断が難しくなり遅れてしまう要因となる．

　小児科外来では，重症心身障害児に限らず，児自身での症状の訴えが困難な場合も多く，家族の「いつもと違う」「様子が変」などといった訴えで受診することもある．患者，家族の訴えにどれだけ耳を傾けることができるかは大事なことであるが，忙しい外来診療の中ではつい忘れてしまう瞬間もある．基本的なことではあるが「主訴」は大切なのだと再認識させられた症例であった．

● **盲腸捻転症の画像診断は難しい**

　X線，CT，注腸造影が術前診断には有用とされている．しかし，盲腸捻転症の術前に診断できたものは20〜53％と低く，他の原因から発症した原因不明の絞扼性腸閉塞として手術されることも多い．今回もX線写真では所見に乏しくCTでも腸管捻転を疑うことはできたが確定診断までは至らなかった．以下に有効な検査の所見を示す（カッコ内は，その検査で術前に診断できた割合）．

- 腹部単純X線写真：大腸や小腸の拡張像を認める（12.5〜50％）
- 造影CT：腸間膜のうず巻き像を認める"whirl sign"は腸管捻転を示唆する（56％）
- 注腸造影検査：上行結腸の造影剤先進部が鳥のくちばし様にみえる"bird beak sign"が特徴的である（術前に診断できるのは100％に近いが，穿孔のリスクもあり外科手術の可能な施設で行うべきである）

　このように造影CTでも約半数は診断できないとの報告もある．画像検索を行っても診断に悩む症例は，小児外科施設へ紹介することも考慮すべきである．

● 発症初期では，画像所見に乏しい腸閉塞もある

　盲腸捻転症は 10～14 歳に多くみられるものの，比較的まれな疾患（結腸捻転症の 5.9%，全消化管腸閉塞の 0.4%）であり，術前診断も困難であることが多い．手術では回盲部切除術が行われることが多い．これは，診断が難しく手術時には腸管壊死を認めるまで進行していることもその原因である．特に発症早期では，本症例のように画像所見に乏しく，症状と画像所見の乖離を認める．症状の訴えが難しい重症心身障害児や乳幼児ではさらに診断が困難となることが予想される．児の訴えや諸検査から本症を疑った場合は，速やかに適切な施設へと搬送することが肝要である．

TIPS

- 発症初期では，CT でも診断のつかない腸閉塞がある
- 特に盲腸捻転の画像診断は難しい
- 患者・家族の訴えがヒントになる

■参考文献
1) Tannouri S, et al: Pediatric colonic volvulus: A single-institution experience and review. J Pediatr Surg 52(6): 1062-1066, 2017. ＜小児結腸捻転のレビュー．CT 所見など，診断のポイントがまとめられている＞
2) Folaranmi SE, et al: Proximal large bowel volvulus in children: 6 new cases and review of the literature. J Pediatr Surg 47(8): 1572-575, 2012. ＜こちらも小児結腸捻転のレビュー．画像診断を主とした盲腸捻転の全体像について記してある＞
3) 鈴木久美子，他：盲腸軸捻転症をきたした学童の 1 例．日小外会誌 49(4): 929-933, 2013. ＜本邦における盲腸捻転 14 例のまとめ．術前診断できたのは 4 例のみと術前診断の難しさがわかる＞

（春松敏夫）

症例 13 短時間で悪化する嘔吐は胃腸炎以外の状態を考える

3歳男児．嘔吐

症例

「夜中，急に吐き始めました．胃腸炎で入院した保育園のお友達もいたので心配になってきました．もう5回も吐いたので，脱水が心配になりました」

前医での経過

3歳の男児．下垂体機能低下症でGH（成長ホルモン）注射，甲状腺ホルモン（チラーヂン®S），副腎皮質ホルモン（コートリル®）を内服している．当院受診2日前，冬の寒い中，いつも以上に長く外遊びした．当院受診前日は夜，遊んでいるうちに寝てしまったが，注射は打ち，いつもの薬もきちんと飲めていた．母親は朝6時過ぎ，児の嘔吐のため，目が覚めた．その後，1時間で3回嘔吐した．保育園でも嘔吐して点滴を受けた児がいたため，休日診療所を受診．流行があったため，胃腸炎と診断され，制吐薬を処方された．その後，坐剤の制吐薬を使用してからも，さらに2回嘔吐が続き，ストレス用に処方されていたコートリル®も飲めないため，当院ERを受診した．

鑑別診断 胃腸炎

当院受診後の経過

体重は14 kgで，2か月前と比べて体重減少はなかった．発熱や項部硬直はなかった．活気はなく，末梢冷感を認めた（1）．JCS 1，体温36.7℃，心拍数128/分，血圧102/60 mmHg，呼吸数26/分，SpO₂ 99%であった．点滴，採血の手技の際には抵抗なく，ぐったりしていた（1）．ベッドサイドで簡易血糖測定器による血糖測定を行ったところ，血糖72 mg/dLだっ

た．糖分が入った細胞外液ベースの輸液を 10 mL/kg/時の速度で始めるとともに，ヒドロコルチゾン（サクシゾン®）を体表面積あたり 25 mg 静注し，その後，体表面積あたり 100 mg/24 時間の持続静注を開始した．点滴開始前の採血では，pH 7.41，P_{CO_2} 40.5 mmHg，HCO_3^- 24.8 mmol/L，BE −0.2 mmol/L，Na 140 mEq/L，K 4.1 mEq/L，Cl 101 mEq/L であった．

　サクシゾン®持続静注が開始された以降，嘔吐は一度もなかった．入院 2 日目からサクシゾン®の 1 日投与量を半減，3 日目にはさらに半減，4 日目には点滴抜去に合わせ，通常の経口のコートリル®を同量で開始した．入院半日後から水分を開始，その後 2 日目には食事を開始した．経過は順調であり，入院 4 日目で退院した．

最終診断　急性副腎不全

チェックポイント

● よくみる胃腸炎として重症感がないか？

　胃腸炎では，よく似た消化器症状の流行が診断の重要な要素になることが多い．実臨床では，通常の胃腸炎にしては重症にみえる（[1]）という感覚も身につけたい．こうした重症感を生じうる状態としては大きく 2 種類がある．第 1 は，単純な胃腸炎ではなくイレウス状態，腸重積，急性副腎不全などの疾患による嘔吐が生じている場合である．第 2 は，胃腸炎に伴い脱水，代謝性アシドーシス，低血糖が合併している場合である．なお，胃腸炎単独ではなく，イレウス状態，腸重積，急性副腎不全，いずれの場合にも，脱水，代謝性アシドーシス，低血糖が合併することもある．

　通常の救急外来で，通常の流行性胃腸炎と上記のような重症感を生じる状態の頻度は，数倍から 10 倍の差異があり，前者が多い．上記の感覚は，特に胃腸炎が流行しているときには，大切である．

● 基礎疾患があるときの嘔吐では，必ず一度は急性副腎不全を考える

　嘔吐を伴う症例において，一般状態がよくなく，副腎不全を生じうる基礎疾患

表 1 急性副腎不全の病態の大別

	中枢性（視床下部性，下垂体性）	原発性（副腎性）
主な基礎疾患	・下垂体機能低下症：脳腫瘍	・21 水酸化酵素欠損症 ・先天性副腎低形成 ・敗血症，ショックに伴うもの（頻度としてはまれ）
合併しうる病態とその治療	・水中毒症状（血漿レニン活性[PRA]は不足しないため，脱水，塩喪失は生じない）：低ナトリウム血症が存在する場合，水制限により治療する ・低血糖	・脱水（アルドステロンの不足のため，脱水，塩喪失は生じる）：低ナトリウム血症が存在する場合，低張性脱水の治療を行う ・低血糖

医原性（長期のステロイド製剤の投与）の病態は除外した．医原性の場合はその重症度，回復具合により，中枢性，原発性の双方の病態をとりうるためである．

の合併があるときには，急性副腎不全として治療を開始する態度が求められる．嘔吐は急性副腎不全の最も頻度の多い症状の1つである．このときに，急性副腎不全の有無を確認する内分泌学的検査は存在しない．

本症例でもそうであったように，急性副腎不全では，一般診療で容易に確認しうる低血糖，電解質異常が生じないことはまれではない．特に5歳以上はこうした異常が出にくく，異常がないからといって急性副腎不全を除外することはできない．

そのときの病態に副腎不全が関与している可能性があると思われる場合は，副腎不全の治療を行うべきである．急性副腎不全の症例に対して糖質コルチコイド製剤による治療がされない場合，状態の回復は遷延し，最悪の場合，致死的転帰をとりうる．

● **急性副腎不全の成因により，治療を適正に行う．**

表1に示したように，急性副腎不全の成因により，合併する病態は異なる．ヒドロコルチゾン製剤の投与に加え，水中毒，脱水が疑われるときにはそれぞれに応じた治療も並行して行う．また，低血糖はしばしば合併するので，循環を確保する目的でいわゆる細胞外液ベースの輸液を初期に行う場合にも生理食塩水単独ではなく，ブドウ糖を添加する，あるいはすでに添加されている輸液製剤を用

いる．治療のモニターとしては，血圧，心拍数，血糖，Na・K・HCO$_3^-$を適宜確認する．

TIPS

⚠ 基礎疾患があるときの嘔吐では，必ず一度は急性副腎不全を考え，状態によっては治療を先行する

■参考文献
1) 長谷川行洋：はじめて学ぶ小児内分泌．診断と治療社，2011．＜急性副腎不全の症例呈示と実際の治療シミュレーションが掲載されている＞
2) 長谷川行洋：たのしく学ぶ小児内分泌．診断と治療社，2016．＜急性副腎不全の症例呈示とその病態の概説が記載されている＞

（長谷川行洋・永松扶紗）

症状総論⑦ 下痢

> **安易に帰してはいけない下痢**
> 1 見た目とバイタルサインの異常を認める
> 2 強い腹痛・下血などの症状を伴う
> 3 体重減少を伴う

1 見た目とバイタルサインの異常を認める

　最初の評価は見た目とバイタルサインで行う．全身状態が悪い児はぐったりしていて，顔色が悪いことが外観から判断できる．バイタルサインの評価はABCアプローチで行う．水分喪失は，C（循環）の異常を引き起こす．また，電解質喪失・吸収障害による高クロール性アシドーシスや低カリウム血症，低血糖はB（呼吸）やD（意識）の異常として認識される．

◖診断へのアプローチ◗

　バイタルサインの異常は下痢を伴うありとあらゆる疾患で起こりうるため，診断そのものよりもどんな検査項目を確認し，どのような介入を要するかに主眼を置く．

●気道（A）の異常

　下痢や下血が単独でAの異常をきたすことはないため，その原因疾患を見つけ出す必要がある．下痢＋Aの異常であれば，アナフィラキシーが最も疑わしい．
　吸気性喘鳴，呼吸努力の増加，発声の変化．
　➔検査：バイタルサイン，身体所見から判断する．
　➔介入：アナフィラキシー以外の原因が想起されないとき，アドレナリン

表1 脱水の重症度

身体所見	脱水の程度		
	軽度(4〜5％)	中等度(6〜9％)	重度(≧10％)
外観	口渇感,落ち着きがない	口渇感,傾眠,体位性低血圧	傾眠,末梢冷感,冷汗,四肢チアノーゼ
末梢動脈触知	正常脈拍	頻脈,弱い脈拍	頻脈,非常に弱い脈(触知不能)
呼吸	正常	深く,時に速い	深くて速い
大泉門	正常	陥凹	深く陥凹
収縮期血圧	正常	正常または低い	低い
皮膚緊張	つまんですぐ戻る	つまんでゆっくり戻る	つまんで非常にゆっくり戻る
眼球	正常	陥凹	深く陥凹
涙	あり	なし	なし
粘膜	湿潤	乾燥	非常に乾燥

(JAMA evidence, The Rational Clinical Examination より改変)

(0.01 mg/kg)を筋注する(15分ごとに必要であれば繰り返す).

● 呼吸(B)の異常

呼吸数・呼吸努力の増加,呼吸様式の異常.

→検査:血液ガス分析でpH,CO_2,HCO_3^-を確認する.

→介入:原疾患の改善とともに通常回復する.重度のHCO_3^-低下があるとき,重炭酸ナトリウムの投与を検討する.

● 循環(C)の異常

頻脈,末梢冷感,口腔内の乾燥,ツルゴールの低下.

→検査:脱水の状態を評価する(**表1**).生化学検査での血中尿素窒素(BUN),クレアチニンは参考になりうる.

→介入:循環血液量減少性ショック時にはPALSに準拠して細胞外液補充液(20 mL/kg)をボーラス投与する.ショック徴候を認めない脱水の改善には経口補水療法が有用である(☞p115).

● 意識(D)の異常

スケール(JCS,GCS,AVPU[*1])での評価,瞳孔径,神経所見.

→検査:簡易血糖測定器,血液ガス分析などで血糖値,電解質を確認する.

→介入:血糖補充,カリウム,ナトリウムの補正を行う.補正後も意識状態の

悪化が改善しない場合や瞳孔径の異常や神経学的異常所見を伴う場合は，別の原因（☞ p47，「意識障害・けいれん」項参照）を想定した検査を再度検討する．

2 強い腹痛・下血などの症状を伴う

　下痢を主訴に受診しても，下痢だけが症状ではない場合がある．問診，身体診察時にその他の腹部・消化器症状がないかを必ず確認する．下痢に伴う重要な症状として強い腹痛や下血の有無がある．現時点でのバイタルサインに異常を認めていなくても，致死的な疾患の初期症状の可能性があるので注意する．

◆診断へのアプローチ◆
● 強い腹痛を伴う

　小児の診察では，腫瘤の触知や腹膜刺激徴候の正確な評価が難しい．強い腹痛があるときは，それ自体を1つの有意な所見として扱うべきである．

　腹痛の評価は発症様式，寛解・増悪因子，痛みの性質，部位・放散痛の有無，強さの程度，時間経過や間欠性の有無を確認する．腹痛の性状を疾患の特徴と照らし合わせて疾患を検索する．

　腸重積は間欠的な腹痛，苺ゼリー状の粘血便，腹部腫瘤の触知が三徴として有名であるが，すべてそろうのは全症例の15%程度であり感度が高いとは言いがたい．そのため，腸重積を疑ったら超音波検査で target sign などの客観的所見の有無を確認したほうがよい．強い腹痛や原因不明の意識障害があるときは必ず想起すべき疾患である．発生頻度は腸重積より少ないものの，絞扼性イレウスや中腸軸捻転も強い腹痛，下痢を呈する疾患である．これらも超音波検査でかなり診断に迫ることができる．超音波検査は21世紀の聴診器ともいえるので，積極的に用いる．

　下痢は急性虫垂炎の症状としては非典型的なものとして見落とされがちになるが，乳幼児，症状が長く続く，虫垂が穿孔した場合は下痢を引き起こしうるので

---

*1 AVPU：alert（見当識あり），voice（呼びかけに反応），pain（痛みにのみ反応），unresponsive（呼びかけにも痛みにも反応なし）で大まかに重症度を判断する．主に初期評価に使われる．

注意が必要である．
→検査：腹部超音波，腹部X線，注腸造影，腹部造影CT．
→介入：高圧浣腸(腸重積のみ)，外科的介入．

● **下血を伴う**

　出血量がまず重要である．多量に出血がみられる場合は前述のバイタルサインの異常が出現し，赤血球輸血が必要となることもある．バイタルサインに異常がない場合，原因や部位の推定が重要となる．消化管出血の原因としては大きく分類すると凝固異常，炎症(感染)，血流障害が考えられる．基礎疾患や服薬歴から原因が想起されない場合，腸重積，壊死性腸炎，中腸軸捻転などの閉塞性腸疾患とともに細菌性腸炎や続発する溶血性尿毒症症候群に注意が必要である．血便の色調が黒い場合，90％が上部消化管からの出血である(小腸や上行結腸からの出血でもなりうる)．薬剤による偽陽性は鉄剤が有名であるが，マグネシウム製剤やビスマス製剤でも変色することがある．

> **▶溶血性尿毒症症候群(hemolytic uremic syndrome：HUS)**
> 　腸管出血性大腸菌による腸炎が先行し，急性腎不全を発症して生命の危険に至る．血性下痢を認めるときには必ず想起すべきである．
> 　HUSの場合，消化器症状や発熱の発症から数日の期間をあけて後に血便を発症する．下痢が改善した後でも15％の症例でHUSを発症しうるので，便培養陽性時には注意してフォローを継続するべきである．
> →検査：便培養，血液(ヘモグロビン，血小板，電解質，腎機能)．
> →介入：支持療法(赤血球輸血，透析を含む水分・電解質管理)．

3 体重減少を伴う

　下痢に伴う体重減少は，急性期には脱水が原因である．脱水の重症度については前述したが，急速な体重減少時にはバイタルサインの推移により注意するべきである．また，ミルクアレルギーや炎症性腸疾患(潰瘍性大腸炎，Crohn病)では吸収障害に伴う体重減少が慢性的に起こりうる．

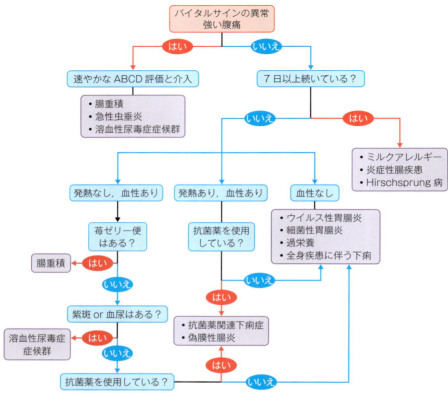

図1 下痢のアルゴリズム

🚩 帰してもよい下痢

　バイタルサインに異常がなく，すぐに介入を要する疾患を示唆する強い腹痛・下血がない場合，帰宅は可能である．図1のようなフローチャートで考えると見落としを防げる．家庭での経口補水療法[*2]を説明し，呼吸や意識状態が悪化したとき，強い腹痛・下血がみられるとき，体重減少時には再診するように指示することで，診療の輪を家庭まで広げることが可能となる．

■参考文献
1) Pereira F, et al: Chapter 18 Diarrhea. In: Shaw KN, et al (ed): Fleisher & Ludwig's textbook of

pediatric emergency medicine, 7 th ed. pp135-139, 2016. ＜小児救急の成書．下痢に伴う生命を脅かしうる疾患や脱水の評価についてよくまとまっている＞

2）Freedman SB, et al: Effect of dilute apple juice and preferred fluids vs electrolyte maintenance solution on treatment failure among children with mild gastroenteritis: A randomized clinical trial. JAMA 315(18): 1966-1974, 2016. ＜脱水補正において 1/2 希釈りんごジュースが経口補水液に劣らないとするスタディ＞

（笹岡悠太）

---

*2 **経口補水療法(oral rehydration therapy：ORT)**：胃腸炎による軽症〜中等症の脱水に対する水分・電解質補給として第一選択の治療である．適切な浸透圧・電解質濃度の経口補水液を 5 mL/5 分程度で飲ませる．1 回量はスプーンやペットボトルのキャップ 1 杯程度である．経口補水液は本邦では簡便に手に入るものとして OS-1® が最良であるが，味を好まない児もおり，1/2 に希釈したりんごジュースでも効果は劣らないとする報告もある．ORT で改善しない場合，重症な脱水を伴う場合は経静脈投与が必要となるが，軽症〜中等症の脱水では経静脈投与と効果は変わらず，侵襲が少ない点を考慮するとより優れた治療ともいえる．

症例 14 　11歳女児，下痢＋発熱
胃腸炎の診断で思考を止めない

症　例

「下痢がたくさん出て，高い熱も出てきました．大丈夫でしょうか？」

外来での経過

　既往歴のない11歳の女児．受診前日の夜に水様下痢が頻回にあり，受診当日に39.1℃の発熱があったため，救急外来を受診した．意識清明，体温39.7℃，心拍数120/分，呼吸数18/分，CRT 1秒であり，活気はないが経口摂取は可能であった．身体所見では，右側腹部を最強点とする強い圧痛（）があった．周囲に嘔吐，下痢をしている人はおらず，生肉・焼肉・生魚・焼き鳥の摂食歴もなかった．

鑑別診断 　ウイルス性胃腸炎

　sick contactがなく，細菌性腸炎を疑わせる食事摂取歴もないことから追加問診したところ，受診2週間前から前日まで中国の山東省にある母親の実家に滞在していたことが判明した．キャンプなどの野外活動や川で泳いで遊ぶなどの淡水曝露歴はなく，動物接触歴についても，イヌに触ったが咬まれてはいなかった．中国ではミネラルウォーターを飲み，ロバ肉の煮込みなどを食べていた．生フルーツも食べていた．予防接種は日本の定期接種のみであり，A型肝炎や腸チフスなどのトラベルワクチンは接種していなかった．
　fitfortravel[*1]のマラリアマップやWHOのデング熱の疫学情報で，中国山東省ではマラリアとデング熱のリスクが低いことを確認した．診察中に鮮

[*1] NHSが運営している渡航医学情報サイト．http://www.fitfortravel.nhs.uk/home.aspx（2018年3月最終確認）

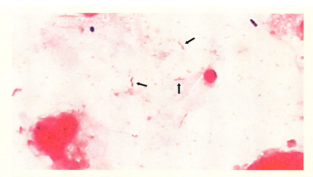

図1 便のグラム染色
中央に，グラム陰性らせん桿菌が観察される（↑）．

血便があり，便のグラム染色を行ったところ，グラム陰性らせん桿菌を確認し（図1），カンピロバクター腸炎を強く疑った．

経口摂取可能なため抗菌薬なしで経過観察したところ，受診翌日には解熱し，2日後には下痢も消失した．便の細菌培養の結果，*Campylobacter jejuni* と同定された．

最終診断 中国渡航後の *Campylobacter jejuni* 腸炎

チェックポイント

● **渡航歴があると下痢の鑑別診断は一気に広がる**

小児科の日常診療で遭遇する発熱を伴う下痢では，ウイルス性胃腸炎が原因として多く，食事やカメなどの動物接触歴があると細菌性腸炎も鑑別に挙がる．しかし，下痢があるからといって感染巣が腸管とは限らず，例えばインフルエンザウイルス感染症でも8～18％で下痢を起こす[1]．渡航歴がある場合には，腸管感染以外で下痢を起こす疾患の鑑別が特に重要である．急速に悪化し致死的になりうるが治療薬のあるマラリアでも5～38％で下痢は起こる．デング熱でも37％

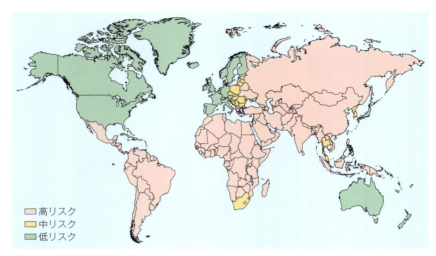

図2 渡航者下痢症のリスク
(Keystone JS, et al: Travel Medicine, 3rd ed. p184, Elsevier, 2013 より)

で下痢は起こり，エボラウイルス感染症では下痢は86〜96％に認められる主要症状である[1]．そのため，下痢の患者を診察する際には渡航歴の聴取を忘れないことが重要である．渡航歴があった際には，どの国のどの地域に（地域ごとの感染症のリスクの見積もり，図2），いつからいつまで（潜伏期間から鑑別疾患を絞れる），何をしに行き，どんな行動・食事をとっていたのか，詳細に問診を行う．渡航後の発熱を伴う下痢では，下痢を起こす発熱疾患で致死的になりうる感染症をまず除外することが重要である．

● 渡航者下痢症では細菌性が多い

渡航者下痢症[*2]は，「現地に滞在中，もしくは帰国14日以内に発症する，24時間以内に3回以上の形のない便の排泄」と定義されることが多い．しばしば発熱，嘔気，嘔吐，腹痛を伴う．渡航関連の疾患では最も頻度が高い．旅行中の水分や食事摂取が感染の契機となることが多く，予防のためには，水道水ではなくミネラルウォーターを飲む，屋台の食事は避ける，手洗いを励行するといった

[*2] 渡航者下痢症では，病原体が複数検出されることがよくあるため，1つ病原体を見つけたからといって気を抜かないことが肝要である．マラリアやデング熱と細菌性腸炎に同時に感染することもある．

注意が必要である．原因としては細菌性腸炎の占める割合が高く，中でも腸管毒素原性大腸菌が最も多い．

しかし，アジアに限定すると腸管毒素原性大腸菌の割合は少なく，カンピロバクターの占める割合が多い．カンピロバクターの特徴として，便のグラム染色でgull wingと呼ばれる，カモメが翼を広げたようなグラム陰性らせん桿菌が観察される（図1）．カンピロバクターは細菌性腸炎の中でも培養結果を待たずにグラム染色によって原因菌を推定できる菌のため，今回の症例のようにカンピロバクターが鑑別疾患の上位に挙がる場合には特に積極的に便のグラム染色を考慮する．

渡航者が発熱もしくは血便を伴う下痢を呈した場合，便培養を提出するべきとされている．渡航者下痢症で赤痢，カンピロバクター，非チフス性サルモネラの細菌性腸炎のうち，14%にしか血便を認めなかったとする報告がある[2]．本症例でも，診察中に血便があったが，受診するまでは血便はなかった．血便がないからといって特に渡航者下痢症では細菌性腸炎の否定はできないことに注意が必要である．

● 小児は渡航後感染症のリスクが高い

渡航医学ではVFR（visiting friends and relatives）という用語がある．現地に住む友人や親戚を訪ね，現地の家に滞在する旅行形態である．現地に住む人と同様の住居で生活を送り食事を摂ること，手軽な旅行のため観光や仕事と異なり渡航外来を事前に受診しないこと，日本で育っていると現地の疾患に免疫がないことが複合的に関与し，VFRでは感染症のリスクが高いことが知られている．小児が海外へ渡航する機会は，両親とともに観光や仕事の都合で行くこと以外に，両親のどちらかが日本以外の出身でその祖父母や現地の友人に会いに行くことが挙げられる．成人と比べて小児ではVFRの割合が高いことが知られている．これは，小児は渡航後感染症のリスクが高いということである．よって，小児科医は渡航後感染症に関するアプローチをある程度把握しておく必要がある．

TIPS

! 下痢の症状のある患者の問診で渡航歴を尋ねることを忘れない

⚠ 渡航歴のある発熱を伴う下痢では，腸管感染以外で下痢を起こす疾患（マラリアなど）の鑑別が重要である
⚠ 細菌性腸炎でも血便がないことがある

■参考文献
1) Reisinger EC, et al: Diarrhea caused by primary non-gastrointestinal infections. Nat Clin Pract Gastroenterol Hepatol 2(5): 216-222, 2005. ＜消化管が主要な感染臓器ではない感染症の下痢についてまとめられている＞
2) Bottieau E, et al: Epidemiology and outcome of Shigella, Salmonella and Campylobacter infections in travellers returning from the tropics with fever and diarrhea. Acta Clin Belg 66(3): 191-195, 2011. ＜渡航後の発熱と下痢における全身性感染症と細菌性腸炎の割合，血便の頻度，混合感染の割合などが示されている＞
3) Thwaites GE, et al: Approach to fever in the returning traveler. N Engl J Med 376(6): 548-560, 2017. ＜渡航後発熱の鑑別について，下痢を含めた症候別に挙げられている．問診の項目，致死的になりうる見逃してはいけない疾患などもまとめられており，実践的な内容になっている＞
4) Ashkenazi S, et al: Travelers' diarrhea in children: What have we learnt? Pediatr Infect Dis J 35(6): 698-700, 2016. ＜ヨーロッパ小児感染症学会が出版している小児に関する渡航者下痢症のレビューである＞
5) Steffen R, et al: Traveler's diarrhea: a clinical review. JAMA 313(1): 71-80, 2015. ＜渡航者下痢症のレビューで，世界の地域別のリスクや起因微生物がまとめられている＞

（相澤悠太）

症状総論⑧ 腹痛

> **安易に帰してはいけない腹痛**
>
> 1. 腹部膨満，限局性の圧痛，腹膜刺激徴候，腹部腫瘤，胆汁性嘔吐，血便を伴う
> 2. 不機嫌や傾眠を伴う乳児の腹痛（と保護者が思う状況）
> 3. 病歴や身体所見から原因を絞り込めない

　小児の腹痛の大半は内科的疾患であるが，外科的介入を要する一握りの児をいかに見逃さず，また内科的対応を要する疾患をいかに適切に診断するかという視点で臨むことが大切である．

　要は，病歴聴取と全身診察である．腹痛の部位，性状とともに，発熱，嘔吐，血便などの随伴症状を確認する．どの年齢においても，きちんと診察への協力を得ることが大切である．鑑別疾患を念頭に置き，必要に応じて検査を行う．盲目的な検査は原因同定に結びつかないばかりか，診断を混乱させる．

　原因検索と並行して，全身状態や脱水の有無から緊急性を評価する．頻呼吸，努力呼吸，頻脈，末梢循環不全，意識状態の変容などは要注意のサインである．頻呼吸や努力呼吸の存在から糖尿病性ケトアシドーシスに，また頻脈，末梢循環不全とともに存在する心音の不整や心雑音から，急性心筋炎にたどり着く場合もある．強い腹痛＝外科的疾患とは限らない．

　本項では，明らかな腹部外傷歴のある腹痛については除外する．

1 腹部膨満，限局性の圧痛，腹膜刺激徴候，腹部腫瘤，胆汁性嘔吐，血便を伴う

　早急に外科的介入を要する可能性が高いかどうかを最優先する．病態の機序としては，血行障害，通過障害，穿孔，大量出血などであり，代表的疾患としては，絞扼性イレウス，精巣・卵巣捻転，消化管穿孔や胆道穿孔，腹膜炎，消化管出血，腫瘍内出血などがある．

◖診断へのアプローチ◗

　見た目，バイタルサインなどから全身状態と緊急性を推測する．全身状態が不安定な場合，全身状態の安定化を並行して行う．

- 鼠径部，外陰部に色調変化や腫脹，腫瘤，圧痛あり．
  - ➡検査：腹部超音波，尿．
  - ➡診断：急性陰囊症，鼠径ヘルニア嵌頓（女児の場合，卵巣滑脱の評価も）など．
- 腹部膨満，胆汁性嘔吐があれば，複雑性腸閉塞を優先して評価する．
  - ➡検査：腹部超音波，腹部単純X線，腹部CT．
  - ➡診断：腸軸捻転，腸管絞扼，内ヘルニア，鼠径ヘルニア嵌頓など．診断確定にこだわりすぎず，全身状態が不安定な場合は早期に小児外科と連携を行う．腹部単純X線写真は非特異的な所見も多く，その限界を知っておくことが重要である．
- 腹部膨満，限局性の圧痛，腹膜刺激徴候があれば，腹膜炎を優先して評価する．
  - ➡検査：腹部超音波，腹部単純X線，腹部CT，血液．
  - ➡診断：急性虫垂炎，消化管穿孔，胆道穿孔，急性膵炎など．
- 腹部腫瘤．
  - ➡検査：腹部超音波，腹部単純X線，腹部CT．
  - ➡診断：腸重積，卵巣囊腫茎捻転，腹部腫瘍など．
- 血便．
  - ➡検査：腹部超音波，腹部単純X線．
  - ➡診断：腸重積，メッケル（Meckel）憩室，IgA血管炎など．

2 不機嫌や傾眠を伴う乳児の腹痛（と保護者が思う状態）

　乳児の腹痛の診療は非常に難しい．自ら訴えることは不可能あり，保護者の「お腹を痛がっていると思う」という訴えは丁寧に拾い上げる．

診断へのアプローチ

　乳児期の緊急性の高い疾患は，中腸軸捻転，鼠径ヘルニア嵌頓および腸重積などであり，男児では常に精巣捻転を忘れない．元気がない，うとうとするなどの訴えは乳児の腸重積では時にみられるが，他の複雑性腸閉塞でも報告されており，機序の詳細は不明である．うとうとしているなどと訴えて乳児が来院した場合は，お腹が痛そうに思うか，必ず保護者に確認する．

● **病歴の確認**

　いつごろからどのような症状なのか，随伴症状とともに確認する．胆汁性嘔吐を伴う場合，中腸軸捻転を最優先して評価する．嘔吐の程度や持続時間，哺乳不良の程度の確認も，脱水の有無やその程度を推測するのに重要である．

● **身体診察**

　おむつを脱がせて，頭からつま先までを診察する．腹部膨満，腸蠕動音の消失や亢進，腹部腫瘤に留意し，鼠径部，外陰部の診察を必ず行う．鼠径ヘルニア嵌頓の初期には鼠径部の色調に変化がないことがある．乳児期は精巣捻転の好発年齢ではないが，おむつを脱がせることを怠れば，容易に見逃される．

● **画像検査**

　乳児の診察では画像検査の果たす役割は大きい．しかし盲目的ではなく，簡便性，反復性，侵襲性を考慮し，ポイントを絞った検査を短時間で行う．腹部超音波検査が第一選択である．腹部単純X線はしばしば行われるが，非特異的な所見も多く，重症疾患の否定は困難な場合がある．画像的に小腸閉塞の所見を認める場合，それ以上の判断ができなくても外科的介入の可能性を考慮し，小児外科対応が可能な医療機関での評価継続を優先させる．

● **原因検索とともに，全身状態の安定化に努める**

　乳児は容易に脱水や低体温に陥るため，原因検索に夢中になりすぎるあまりに全身状態の安定化を怠ることがないよう努める．

🚩3 病歴，身体所見から原因を絞り込めない

　小児の腹痛の大半は自然に治癒する予後良好な疾患で，「急性胃腸炎」と診断して帰宅させても大事に至ることはまれである．しかし，ここに落とし穴があることを忘れてはならない．例えば，幼児の急性虫垂炎の診断は非常に難しく，しばしば診断は遅れ，穿孔率は60％以上とされ，初期診断の多くは「急性胃腸炎」である．2歳以下では発熱，下痢，咳，跛行などを伴うことがあり診断を混乱させる．腹痛の原因が絞り込めない場合，安易に「急性胃腸炎」や「便秘」などと診断せず，繰り返し診察することが重要である．また，発熱を伴う場合，必ず川崎病を頭の片隅に置く．

　また保護者が訴える病歴に一貫性がない場合や，病歴と身体所見に乖離がある場合，体表に複数の打撲痕や出血斑がある場合などは，虐待の可能性を考える．

◀診断へのアプローチ▶

　腹部疾患に加えて，心疾患，呼吸器疾患，血液疾患，代謝性疾患，中毒などあらゆる出来事が腹痛を呈しうる．病歴と身体診察が要ではあるが，これらを尽くし，超音波検査，単純X線検査，尿検査，血液検査などを行っても，単回の診察では原因を同定できないことがある．強い腹痛が継続する場合は，救急外来あるいは入院で評価を継続する．

　代表的な外科的疾患が否定的で，腹痛が軽快し全身状態が安定し水分摂取が可能であれば，通常はいったん帰宅となる．ただ，その際に肝に銘じておくべきは，何らかの診断名をつけることではなく，「現時点では○○と△△は否定的と考えるが，原因は確定できていない」との認識を明確化し，再診のタイミングを保護者と共有しておくことである．腹痛や全身状態の増悪時，水分摂取不良時，新規症状の出現時など，具体的に再診のタイミングを共有する．再診時は，初回の判断に固執せず，再度丁寧に診療を繰り返すべきである．

🚩 帰してもよい腹痛

　溶連菌性咽頭炎など腹痛の原因となる治療可能な内科的疾患の診断がついた場合は，その疾患の対応を行ったうえで，帰宅可能である．また代表的な外科的疾

患が否定的で，腹痛が軽度あるいは腹痛が軽快し，水分摂取が可能で全体状態が安定している場合は，上記の再診のタイミングを十分に共有したうえ，帰宅に至るべきである．

■参考文献
1) Scholer SJ, et al: Clinical outcomes of children with acute abdominal pain. Pediatrics 98(4 Pt 1): 680-685, 1996. ＜大規模な後ろ向きコホート研究で，原因疾患の内訳などを詳細に検討してある＞
2) Lance B, et al: Acute abdominal pain in children: "Classic" presentations vs. reality. Emerg Med Pract 2(12): 1-24, 2000. ＜小児の腹痛を救急医のまなざしから解説．文献も豊富に記載＞
3) Pumberger W, et al: Altered consciousness and lethargy from compromised intestinal blood flow in children. Am J Emerg Med 22(4): 307-309, 2004. ＜意識変容が消化器症状に先行した腸重積以外の複雑性腸閉塞症例の報告＞
4) Rothrock SG, et al: Acute appendicitis in children: Emergency department diagnosis and management. Ann Emerg Med 36(1): 39-51, 2000. ＜幼小児の虫垂炎にみられる紛らわしい症候についても言及している＞

〔鈴木知子〕

7歳男児，腹痛＋嘔気

症例 15

"飲める"胃腸炎にご用心

症例

「お腹を痛がって，吐き気もあります．今日になって2回吐いてしまって，顔色が悪いんです．水分も摂れているし，おしっこもよく出ていたんですが」

前医での経過

7歳の男児．入院2日前，腹痛，嘔気が出現して，前医を受診した．普段から便秘がちとのことで浣腸施行され，症状が軽快したため帰宅した．入院前日，腹痛が出現し，嘔吐が1回あり，前医を再診した．学校で胃腸炎が流行しており，胃腸炎と診断された．飲水できており排尿も頻回にあるとのことで，整腸薬と制吐薬，解熱鎮痛薬が処方された．入院当日，腹痛が増強し，嘔吐が2回あり，活気なく，前医を再診した．1号液による補液を施行されたが腹痛，嘔気が持続し，急性腹症の疑いで，精査目的に当院に紹介受診した．

 急性腹症

当院での経過

当院受診時のバイタルサインは体温36.4℃，心拍数112/分，呼吸数30/分，SpO_2 100%，CRT 1秒であった．名前は言えるが，活気はなく，Kussmaul呼吸（大きく早い呼吸）を認めた．体重は20 kgで，2か月前と比べて3 kgの体重減少があった．発熱や項部硬直はなかった．腹部診察中に腹痛を訴え興奮し始め，不穏状態となったが，原因は絞り込めなかった（3）．そこで同伴の家族から問診を詳細に行ったところ，2か月前にも胃腸炎に罹患していたことと，昨年よくなっていた夜尿が1か月前に再度出

てきていることが判明した．入院1日前までは，数時間おきに排尿があり，1日2Lくらい水分摂取できていたとのことだった．ベッドサイドで簡易血糖測定器による血糖測定と採尿を行ったところ，血糖 Hi（500 mg/dL 以上），尿ケトン（4＋）だった．

血液検査を実施し，2本目のルートを確保し，輸液は生理食塩水へ変更した．血液ガス分析で，pH 7.11，P_{CO_2} 18.5 mmHg，HCO_3^- 8.0 mmol/L，BE －22 mmol/L，血糖 890 mg/dL，Na 140 mEq/L，K 5.1 mEq/L，Cl 109 mEq/L であり，糖尿病性ケトアシドーシス（diabetic ketoacidosis：DKA）と診断され PICU へ入室した．

PICU 入室時に撮影された頭部 CT では脳浮腫所見はなかった．生理食塩水 200 mL 投与後，血糖 430 mg/dL となった．輸液メインは維持液へ変更し，インスリン持続静注を開始した．入院2日目，血糖 268 mg/dL，pH 7.35，HCO_3^- 20.2 mmol/L，BE －4.4 mmol/L となり，活気が改善したため，一般病棟へ転棟した．同日昼より食事を再開し，インスリンは持続静注を中止し，皮下注射へ変更となった．入院4日目に入院時に提出していた抗 GAD 抗体が陽性であることが判明した．自己血糖測定とインスリン自己注射の手技指導，1型糖尿病治療に関する教育を受けた後に入院11日目で退院した．

最終診断 糖尿病性ケトアシドーシス

チェックポイント

● **病歴を大切にする**　胃腸炎なのに多飲・多尿？

消化器症状がある場合，病歴が診断のきっかけとなることが多い．腹痛の診療では，見逃してはならない虫垂炎，腸重積などの疾患の診断においても，病歴は非常に重要である．ケトアシドーシスに至る数週間～数か月前から，高血糖状態となっており，多飲・多尿の症状が先行する．

「多飲」や「多尿」を認識している患者・家族は少ないため，胃腸炎なのに「よく飲めている」「尿がよく出ている」場合の問診の方法には注意が必要であ

表1　糖尿病性ケトアシドーシス(DKA)と胃腸炎─注意すべき訴えと病歴の違い

訴え	「よく飲めている」	「尿がよく出ている」 「トイレに何度も行っている」
胃腸炎の場合	・1回量は少ない ・親が頑張って飲ませている	・水様性下痢になっている ・腹痛のためにしぶり腹になっている 　(実際には便も尿も出ていない)
DKAの場合	・1回量もしくは1日量が多い ・自分から飲水をしている	・トイレ＝下痢ではない ・夜尿がある(飲水を伴う)

る．飲水の量や回数，排尿回数を再度確認することが大切である．胃腸炎の場合は下痢のせいで何度もトイレに行く場合もある．トイレに行ったときに排尿があるかどうかも，やはり問診しておく必要がある(**表1**)．

　本症例では，「排尿が頻回にある」ことに注意を払い，飲水量や実際の排尿間隔を問診できていれば，入院前日には，DKAを鑑別に挙げ，診断に至ることができていたかもしれない．胃腸炎の流行期は特に同じ訴えの患者の診察が続くことがあるが，流行状況をみて頻度の高い疾患を鑑別に挙げると同時に，見逃してはならない鑑別疾患を念頭に置くことは，やはり基本である．

● 消化器症状があるときには，必ず一度は血糖測定を考える

　血糖測定さえ行えば診断にたどり着けるため，血糖を測定するかどうかが最大の分かれ道である．上気道炎や胃腸炎を契機にDKAを発症することも多いこと，DKAでは本症例のように一見急性腹症を疑わせる経過も出てくる(**図1**)ため，診断までに時間を要することも多い．

　小児の診療では，手技や家族への説明の困難さから検査の閾値が高くなりがちであるが，簡易血糖測定であれば，患児に与える苦痛は少なく，迅速に結果を得ることができる．腹痛や嘔吐はケトン性低血糖でも現れる症状であることや，腹痛や嘔吐による経口摂取不良が続いた結果，低血糖を呈することもあるため，腹部症状がある場合には血糖異常(低・高血糖)の可能性を想起し，簡易血糖測定を行うことは大切なことである．

　またDKAに対して，ブドウ糖入りの輸液(1号・3号・糖加リンゲル液)を行うと病状を増悪させうるため，**輸液開始時には，ベッドサイドで簡易血糖測定を行うこと**(検査室の生化学検査の結果が出るのを待たないこと！)を習慣づけるこ

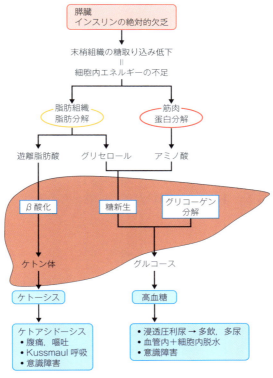

図1 DKAの病態

とが大切である．

● 尿検査も診断に有用

「尿がよく出ている」症例，もしくは採尿が行える場合は，尿検査で尿糖，尿ケトンを確認すれば，診断に至ることができる．注意点として，救急室に準備されている尿試験紙がケトンしか測定できない場合は高血糖を見逃す可能性があるため，同時に血糖測定が必要である．

DKA以外にも，溶血性尿毒症症候群，IgA血管炎(Henoch-Schönlein紫斑病)，ネフローゼ症候群なども，腹部症状と検尿異常をきたす疾患である．

● 数時間の遅れが予後を左右する

　DKA は現在なお，一定の死亡率を有しており，各国からの報告はほぼ一定で 0.2〜0.3% である．DKA の最大の死亡原因は脳浮腫であり，生存者のほぼ 20% に後遺症を残すといわれている．不適切な初期輸液も脳浮腫増悪の一因となるため[*]，できる限り早く診断し，重症例の管理は専門施設で行われるべきである．

TIPS

- 胃腸炎が確かそうでも，病歴の聴取を怠らない
- 消化器症状があるとき，一度は血糖か尿の検査を考える

■参考文献
1) 長谷川行洋：はじめて学ぶ小児内分泌．診断と治療社，2011．＜DKA の症例呈示と実際の治療シミュレーションが掲載されている＞
2) Wolfsdorf JI, et al: ISPAD Clinical Practice Consensus Guidelines 2014. Diabetic acidosis and hyperglycemic hyperosmolar state. Pediatr Diabetes 15(Suppl 20): 154-179, 2014. ＜国際的ガイドライン．前版であるが，日本語訳は日本小児内分泌学会ホームページからダウンロード可．http://jspe.umin.jp/medical/gui.html (2018 年 3 月最終確認)＞

（糸永知代・長谷川行洋）

---

[*] DKA の患者の大部分は，発症時にある程度の脳浮腫がすでに認められる．脳浮腫へ進展する主な危険因子は，低張液の大量投与，1 時間当たりの血糖降下が急速であること，そして低ナトリウム血症である．

9歳男児，右下腹部痛

どこまでが"腹痛"?

症　例

「昨日から右下腹部の下方を痛がっており，痛みがひどくなっているようです．嘔吐はありません」

外来での経過

9歳の男児．前日より右下腹部痛の訴えあり．徐々に悪化したため救急外来を受診した．本人に確認すると，少し陰部が痛いとの訴えもあった．

バイタルサインは意識清明，体温36.6℃，心拍数102/分，呼吸数18/分，SpO₂ 100%，CRT 1秒であった．右下腹部圧痛あり，鼠径部の圧痛あり（），右陰嚢は軽度発赤腫脹，陰嚢触知すると痛みの増強あり，両側精巣挙筋反射あり．

鑑別診断 精巣上体炎，精巣付属器捻転，IgA血管炎，精索捻転，虫垂炎などの腹腔内炎症の陰嚢波及，フルニエ（Fournier）壊疽

前日からの徐々に進展する下腹部痛で，下腹部痛から陰嚢痛に進展していること，陰嚢水腫はないことから，捻転などは否定できそうであり，腫脹しているのは何かを調べる必要があると考えた．

超音波検査では右下腹部，鼠径部に明らかな所見なし．右鼠経管内から陰嚢上部にかけ，精索周囲血流が増加および腫脹あり（図1a）．精巣上体は軽度腫脹あり，同部の血流は増加．両側精巣とも血流良好（図1b，c）．精巣上部に捻転を疑わせるcoilingはなし，精巣サイズの左右差はなし，陰嚢皮下肥厚もなかった．

セフェム系抗菌薬を処方し，外来経過観察で2日目より痛みが改善した．腫脹は5日目より改善を示し，完治した．

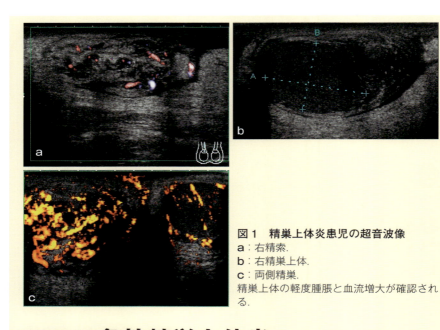

図1　精巣上体炎患児の超音波像
a：右精索.
b：右精巣上体.
c：両側精巣.
精巣上体の軽度腫脹と血流増大が確認される.

最終診断　急性精巣上体炎

チェックポイント

◉ **陰嚢痛の診断ポイント**

- 痛みの程度と悪化のスピードは？
  ➡精索捻転では急激な悪化.
- 突然の痛みの出現か？　急激な症状の悪化か？
  ➡捻転（精索・付属器捻転）を否定する.
- 下腹部痛なのか？　陰嚢痛だけなのか？
- 陰嚢水腫などの陰嚢内貯留はあるか？
- 腫脹しているのは精巣か？　精巣上体か？　皮下組織か？　貯留物か？
  ➡精巣・精巣上体なら精巣上体炎，精索捻転，付属器捻転．皮下が腫脹しているなら IgA 血管炎，Fournier 壊疽．陰嚢水腫の悪化なら還流障害を起こす捻転症が最も疑われ，膿性の貯留物なら腹腔内よりの炎症波及を考える．

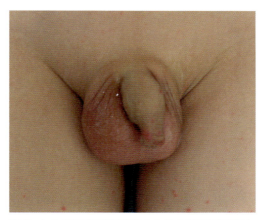

図2 IgA血管炎で陰嚢痛とともに紫斑が出現している症例
通常IgA血管炎で同時にこのような状態を観察することは少ない．陰嚢腫脹・発赤が確認される．この症例では陰嚢内容物の腫脹はなく，皮下の血流が亢進し肥厚している．

- **男児の腹痛は，胸部から陰部までを診察したうえで判断** 陰嚢の腫脹や発赤の確認は下腹部痛の鑑別に必要！

陰嚢そのものの病態以外に，虫垂炎などの下腹部炎症の鼠径部・陰嚢への進展もある．IgA血管炎では，腹部の血管病変による腹痛と陰嚢皮下の血管炎による陰嚢皮膚・皮下腫脹，紫斑もみられる（**図2**）．また，新生児期や免疫不全の状態にある患児では，Fournier壊疽の可能性もある．陰嚢腫脹と陰嚢水腫，陰嚢浮腫，精索静脈瘤を触診および視診で必ず鑑別することが重要となる．

腹痛の部位をしっかり明確に訴えられるのは小学校低学年以上であり，それまでは「おなか」と「おちんちん」を分けて表現できるとは限らない．さらに高学年になると陰部を見られることを嫌がり，隠すことも起こりうるため，必ず陰部を含めて腹部診察を行う．

5歳頃までに排尿機能が成熟するので，それまでは排尿と排便の区別がつかない状態もありうる．「うんちだと思ったらおしっこだけだった」ということも珍しくないが，これは陰部・下腹部の感覚の未熟さが影響することもある．

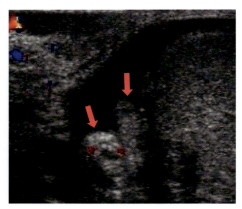

図3 精索捻転の coiling
精巣上体の頭側に精索の捻転によるねじれた状態（coiling）が確認できる．

● 急性陰嚢症ですぐに超音波検査を行うのでなく，問診，視診，触診が大事！

　急性陰嚢症の鑑別診断を急ぐばかりにすぐに超音波検査を行いがちであるが，あくまで超音波検査は診断の一方法であり，問診により鑑別診断の中で最も可能性が高い疾患を疑ってから，施行することが重要である．

　さらに，血流の状態で病態を判断しようとする医師も多いが，実際に精巣血流を確認できても感度90％以下で，1％に偽陽性があると報告されている．精巣血流の有無より判断するのでなく，まずは超音波検査による組織の腫脹・貯留物の有無・通常は認められない構造の確認〔coiling（図3）や腫瘤〕を行い，最後に確定のために血流をみる姿勢が重要である．

　急性陰嚢症では，精索捻転は38％，精巣上体炎および精巣炎は31％，陰嚢内付属小体捻転は24％とどれもほぼ均等に認められ[1]，思い込んだ診察をしないことも重要である．

● 急性陰嚢症に関する有意義な情報

　近年，急性陰嚢症の鑑別に，TWIST score の有用性が示されつつある．TWIST score とは，①精巣腫脹（2点），②精巣硬化（2点），③挙睾筋反射消失（1点），④嘔気・嘔吐（1点），⑤精巣位置挙上（1点）の有無をスコア化により緊急性の高い精索捻転を鑑別するものであり，このスコアが0点を低リスク，1〜

6点を中間リスク，7点を高リスクとした際に，0点は全例捻転なし，7点は全例捻転であったと報告されている[2,3]．このスコアは超音波による画像検査が重要なのではなく，陰囊所見を確認することの重要性と画像診断にかける時間を短縮して手術が必要な患児を早急に診断する必要性を示している．今後，このスコアは広く使われていく可能性が高いと考える．

TIPS

⚠️「下腹部痛」は「陰囊痛」の訴えの1つである可能性がある
⚠️ 精巣上体炎では，下腹部痛が先行することもある

■参考文献
1) Knight PJ, et al: The diagnosis and treatment of acute scrotum in children and adolescents. Ann Surg 200(5): 664-673, 1984. ＜急性陰囊症の疾患の内訳について解説した論文＞
2) Barbosa JA, et al: Development and initial validation of a scoring system to diagnose testicular torsion in children. J Urol 189(5): 1859-1864, 2013. ＜急性陰囊症における TWIST score について説明している＞
3) Sheth KR, et al: Diagnosing testicular torsion before urological consultation and imaging: Validation of the TWIST score. J Urol 195(6): 1870-1876, 2016. ＜TWIST score の有用性に関する論文＞

（佐藤裕之）

症状総論⑨ 頭痛

安易に帰してはいけない頭痛

1. 見た目とバイタルサインの異常を認める
2. 突発性で激しい頭痛を呈する，または神経学的異常を伴う
3. 発熱や嘔吐など複数の随伴症状を伴う
4. 基礎疾患やデバイスを有する

1 見た目とバイタルサインの異常を認める

　頭痛を訴えている児においても，見た目とバイタルサインから確認する．小児ではルーチンでの血圧測定がなされていないこともあるが，頭痛がある場合は血圧測定を行う．血圧を測定する際には適切なサイズのマンシェットを用いる．

◀ 診断へのアプローチ ▶

　頭痛を訴える児にバイタルサインの異常を認める場合には，細菌性髄膜炎などの中枢神経系感染症と頭蓋内疾患を念頭に置いて診察を進める．つい確定診断を急ぎたくなるが，まずは ABC アプローチと安定化が優先される．また，忘れてはならないのは低血糖症を否定しておくことである．低血糖はあらゆるバイタルサインの異常の原因となるが，すぐに治療可能な病態である．

● 気道(A)の異常

　頭痛単独で A の異常をきたすことはなく，意識障害に伴って生じる．そのため，意識障害がある場合には A から順番に評価を行う．気道閉塞の症状がある場合は，まずは頭部後屈や肩枕を使用して気道確保を行う．用手的気道確保によ

り舌根沈下が改善されない場合や低血糖症など，治療介入によってすぐに改善が期待できない場合には，気道確保デバイス(鼻咽頭エアウェイ，口咽頭エアウェイ，ラリンジアルチューブ，挿管チューブなど)で気道確保を必要とすることもある．

● 呼吸(B)の異常

神経原性肺水腫を合併して呼吸窮迫・呼吸不全に至ることもある．Aの異常がある場合も含め，安全に頭部CTが撮影できない場合には気管挿管などによる気道確保・人工呼吸管理が優先される．予防できる低酸素脳症を絶対に避ける．

● 循環(C)の異常

血圧低下を伴わなくともCRT延長や網状チアノーゼの出現は循環不全を示唆する所見である(代償性ショック)．代償性ショックの徴候があれば，末梢ライン確保・補液を急ぐなどの介入を始める．

● 意識(D)の異常

頭痛に伴って生じる意識障害の幅は非常に大きい．軽度の意識障害はJCSのほうが評価しやすい．ただ，どの程度であっても意識障害の存在は「異常」であるため，意識障害が持続する場合には頭部CTの適応である(低血糖症は否定しておく)．脳腫瘍，出血，梗塞，膿瘍などの頭蓋内病変の評価を行う．頭部CTに異常がなくても，脳炎・脳症などの中枢神経系感染症を疑う場合には，脳波や頭部MRIで評価を行う．

2 突発性で激しい頭痛を呈する，または神経学的異常を伴う

意識障害を伴わないが突発性で激しい頭痛がある場合には，頭蓋内出血を確実に否定する必要がある．意識清明なうちに頭蓋内出血を見つけ出して，悪化する前に治療介入を始めたい．また，一酸化炭素中毒は疑わなければ見逃す．症状として頭痛，倦怠感，嘔気・嘔吐の他，胸痛や呼吸困難など症状が多彩であり，30％は非特異的な症状で風邪とよく似ている．

◀ 診断へのアプローチ ▶

問診も重要であるが，頭蓋内出血や梗塞を強く疑う場合には頭部CTを急ぐ必要がある．じっくりと診察している最中に病態が悪化してしまうことだけは避け

なければならない．つまり，頭蓋内出血などを強く疑った時点で頭部 CT を迅速かつ安全に実施するための準備に全力をそそぎ，それ以上の問診や身体所見については後回しにしてもよい．場合によっては先に鎮痛・鎮静を行うこともある．

ただし，救急外来の患者のほとんどは「急に」発症した「つらい」頭痛であるから受診している．患者・家族の言う「突発」「激しい」という表現は医学的に適切に変換する必要がある．夜間や早朝に覚醒するほどの頭痛は程度が強いと考えてよい．早朝頭痛は脳腫瘍でみられると教科書的に記載されるが，睡眠時無呼吸症候群でも生じうることを覚えておく．

一酸化炭素中毒は，周囲の家族やペットに同様の症状がみられたり，換気をせずに長時間暖房器具を使用していた場合などに疑う．一酸化炭素はヘモグロビンと結合すると鮮赤色を呈するために，患者の顔色はよく見える．また，パルスオキシメータの酸素飽和度も見かけ上高くなるため，有効なモニターにならないことに注意する．確定診断は血液ガスで COHb を測定することであるが，診断のために治療が遅れることはあってはならない．疑ったら純酸素を投与する．

3 発熱や嘔吐などの複数の随伴症状を伴う

小児の頭痛の原因として最も多いのはウイルス感染，次いで片頭痛である．しかし，その中に重篤疾患が紛れ込むことがある．簡単に「ウイルス感染に伴う頭痛」や「片頭痛」と決めつけたアプローチをしないで，丁寧な問診によって頭痛の頻度や性状を明らかにし，二次性頭痛の原因となる疾患を見逃さないように心がける．

◆診断へのアプローチ◆
● 頭痛＋発熱＋嘔吐の場合

頭痛＋発熱＋嘔吐の場合は，細菌性髄膜炎の除外から考える．しかし，予防接種の普及によって感染症疫学が時代によって大きく変化していることは重要である．2013 年に Hib ワクチン，小児用肺炎球菌ワクチンが定期接種化され，細菌性髄膜炎の発症率は大幅に減少した．そのため，母子健康手帳で Hib ワクチン，小児用肺炎球菌ワクチンの接種歴は必ず確認し，その疾患の事前確率を推定する．つまり，予防接種歴によって疫学的にアプローチが大きく異なる．単純な

ウイルス性髄膜炎を強く疑うのであれば，侵襲的な腰椎穿刺は不要である．

　副鼻腔炎や中耳炎の悪化による硬膜下膿瘍や，齲歯などの悪化による歯性上顎洞炎など頭蓋外に原因のある頭痛もあるため，病歴が非常に重要である．

● 頭痛＋嘔吐の場合

　発熱のない頭痛に嘔吐が伴う場合は，頭蓋内の器質的病変の除外から考える．やはり詳細な問診が重要であり，頭痛の性状や頻度などを丁寧に聴取する．小児の脳腫瘍の症候をまとめた研究において各症状の発生頻度は，頭痛 33％，嘔気・嘔吐 32％，歩行障害 27％，けいれん 13％，行動変化 7％ であったと報告されている．しかし，特に低年齢の脳腫瘍ほど症状の訴えが難しい．4歳未満の各症状の発生頻度では，嘔気・嘔吐 30％，不機嫌 24％，歩行障害 19％，体重減少 11％，けいれん 10％ と報告されている[1]．

　頭痛＋嘔吐に加えて脳卒中様発作を起こすミトコンドリア脳筋症・乳酸アシドーシス・脳卒中症候群（MELAS）を疑う場合には，乳酸とピルビン酸を測定する．

4　基礎疾患やデバイスを有する

　出血傾向のある児の頭痛では，頭蓋内出血が鑑別に挙がる．特発性血小板減少性紫斑病では，頭蓋内出血が主な死亡要因の1つであるが合併率は 0.5％ と多くはない．一方，先天性血友病では頭蓋内出血のリスクが高い．2歳までに合併する割合は 7％ ともいわれ，約半数では外傷のエピソードがない．血友病で注意すべきなのは，頭蓋内出血の診断よりも凝固因子濃縮製剤の補充治療が優先されることである．頭蓋内出血を疑った時点で迅速に投与すべきである．

　水頭症に対し脳室腹腔シャントが留置されている児では，シャント感染とシャント不全に注意する．シャント感染は術後6か月以内に多く，5～15％ に合併する．カテーテルは脳室から腹腔までつながっており，脳室炎から頭蓋内圧亢進をきたす場合や腹膜炎を合併する場合がある．また，カテーテルに沿った皮膚軟部組織感染症もみられることがある．シャント不全は脳室内カテーテルの閉塞が主な要因となり，術後1年以内に多い．頭蓋内圧亢進に伴う症状である頭痛，嘔気・嘔吐，活気不良などが挙げられる．

診断へのアプローチ

出血傾向のある児

　特発性血小板減少性紫斑病の頭蓋内出血の頻度は高くなく，ルーチンでの頭部CT撮影は避けるべきである．しかし，特発性血小板減少性紫斑病における頭蓋内出血の死亡率は25%，神経後遺症残存率は25%と高い．$Plt\ 2\times10^4/\mu L$以下，外傷のエピソード，血尿などがリスク因子として挙げられるため，このような所見が伴う場合には頭部CTを躊躇する必要はない．先天性血友病では，補充療法を行ったのち，頭部CTを考慮する．頭蓋内出血がみられた場合には専門医のいる施設での治療が必要である．

脳室腹腔シャントが留置されている児

　シャント手術がいつ行われたかは重要な問診事項である．頭痛，嘔気・嘔吐などの頭蓋内圧亢進症状の他，腹膜炎の症状である腹痛についても聴取する．髄膜刺激徴候，頭蓋内圧亢進症状を確認し，腹膜刺激徴候の有無も確認する．シャントカテーテルに沿って皮膚軟部組織の感染徴候や液体貯留がみられるときはシャント閉塞やシャント感染の徴候である．検査では血液検査，頭部CTの他，シャントバルブからの穿刺も考慮されるが，バルブ穿刺については専門医との相談が必要である．

帰してもよい頭痛

　バイタルサインに異常がない，非突然発症の頭痛で，表情や行動（食事，遊び，睡眠）に影響を与えない，嘔吐を伴わない，神経学的異常を認めない，など二次性頭痛の所見に乏しくて自宅での対応療法が可能と判断できれば，いったん帰宅させてもよい．ウイルス感染に伴う頭痛や片頭痛などの原因と考えている疾患の典型的な経過を説明し，それに合わない場合には再診を指示する．また，慢性頭痛や一次性頭痛であっても生活に支障をきたすようであれば，外来フォローのプランを立てる．

■参考文献

1) Wilne S, et al: Presentation of childhood CNS tumors: a systemic review and meta-analysis. Lan-

cet Oncol 8(8): 685-695, 2007. ＜小児の脳腫瘍の症候をまとめている＞
2) King C, et al: Chapter 54 Pain: Headache. In: Shaw KN, et al (ed): Fleisher & Ludwig's textbook of pediatric emergency medicine, 7 th, ed. pp461-467, Lippincott Williams & Wilkins, 2016. ＜小児救急の成書．項目ごとに緊急性のある疾患がリストアップされており，問診や診察のポイントがまとめられている＞
3) The epidemiology of headache among children with brain tumor. Headache in children with brain tumors. The Childhood Brain Tumor Consortium. J Neurooncol 10(1): 31-46, 1991. ＜小児脳腫瘍患者3,291人から得られたデータを分析している．小児脳腫瘍患者のうち62％が入院時点で頭痛を呈していた．頭痛を呈する同患者において1つも神経学的異常を認めない児は3％未満であり，脳腫瘍を疑った場合に神経学的所見を取る必要性がわかる＞
4) Abend NS, et al: Secondary headache in children and adolescents. Semin Pediatr Neurol 17(2): 123-133, 2010 ＜小児の二次性頭痛に関する論文である．一酸化炭素中毒については詳細に書かれている．また，ミトコンドリア異常に伴う頭痛や内分泌異常に伴う頭痛なども読みやすい文章でまとめられており，教養として役立つ＞
5) Papetti L, et al: Headache as an emergency in children and adolescents. Curr Pain Headache Rep 19(3): 3-10, 2015 ＜救急外来における小児頭痛患者のまとめ．検査や治療についても書かれており，全体を俯瞰するのに読むとよい＞

（瀧口　舞・萩原佑亮）

9歳女児．頭痛＋顔色不良

症例 17 頭部打撲後の混乱した会話は経過観察できるか

症　例

「転んで頭をぶつけた後から頭を痛がっています．元気もなくなり様子がおかしいのですが大丈夫でしょうか？　検査をしなくても大丈夫ですか？」

外来での経過

9歳の女児．自宅マンションの階段で姉と遊んでいるときに転倒し，前頭部を強打した．意識消失や嘔吐はなかったものの頭痛を強く訴え，顔色が悪く活気もなくなった．心配になった両親に連れられて受傷30分後に自家用車でかかりつけ医を受診した．

鑑別診断　脳振盪

右前頭部に打撲部位に一致した皮下出血を認めた．強い頭痛を訴えており苦悶様の表情（）であり，やや混乱はしているものの受け答えは可能だった．意識レベルはGCS 14（E4V4M6）であり，明らかな神経学的異常所見はなかった．かかりつけ医は脳振盪と診断し，自宅での経過観察を指示した．

自宅への帰路から傾眠になった（⚠1）ため，両親はそのまま近隣の救急病院に連れて行った．受傷から2時間が経過していた．トリアージナースの指示ですぐに救急室に搬入された．意識レベルは GCS 12（E3V4M5）（⚠1），体温36.4℃，心拍数70/分，血圧108/54 mmHg，呼吸数20/分，CRT 1秒であった．救急医は外傷初期診療におけるプライマリ・サーベイを行い，頭部CT撮影をすぐに指示した．

入院後の経過

頭部CT撮影後に，GCS 8（E1V3M4）に意識レベルが急激に低下し，自

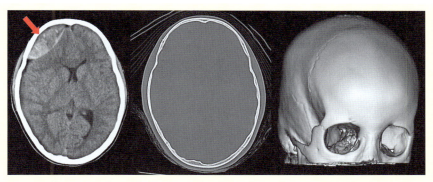

図1 頭部CT所見
右前頭部にレンズ状高吸収域を認め，前頭葉が圧排されている．明らかな頭蓋骨骨折は伴わない．

発呼吸も不規則になったため，気管挿管が行われた．頭部CTでは，右前頭部に厚さ3 cmのレンズ状血腫を認め，大脳が強く圧排されている所見だった（図1）．脳神経外科医により緊急で頭蓋内血腫除去術が行われた．術中所見では，頭蓋骨骨折を伴わない急性硬膜外血腫であり，出血源は硬膜静脈だった．

周術期経過には問題はなく，後遺症なく自宅退院した．退院前に施行した神経心理検査（WISC-IV）でも高次脳機能障害の所見はみられなかった．

最終診断 急性硬膜外血腫

チェックポイント

● **脳振盪の症状，定義**

脳振盪とは，頭部打撲後に生じる一時的な意識状態の障害と定義される．いわゆる「意識障害」だけでなく，行動がおかしい，ふらつき，混乱，健忘，一瞬の意識消失なども含まれる．脳振盪の中にはCTやMRIで異常所見を認めるものもあることから，近年ではびまん性脳損傷の軽症型と考えられるようになった．

脳振盪はあくまで臨床診断であり，かかりつけ医が脳振盪と診断したのは決し

て誤診ではない．では，帰宅可の判断は適切だったのだろうか．ポイントは意識レベルの正確な評価と苦悶様の表情を浮かべるほどの強い頭痛（[1][2]）である．

● 軽症頭部外傷での CT 撮影の基準

　GCS 13 以下の中等症・重症頭部外傷では，頭部 CT 撮影は必須だが，GCS 14〜15 の軽症頭部外傷では頭部 CT を撮影すべきか迷う場面は少なくない．頭部 CT を常時撮影できない施設の場合には，頭部 CT が撮影できる施設へ搬送すべきである．

　小児の軽症頭部外傷における頭部 CT 撮影基準はいくつか提唱されている．PECARN 研究グループのアルゴリズム，カナダの PERC 研究グループの CATCH アルゴリズム，英国の CHALICE 研究グループのアルゴリズム（NICE ガイドライン）などが知られている．特に PECARN のアルゴリズムは有名であるが，脳神経外科手術や長期入院を必要とする頭部外傷を見逃さないための予測基準であり，軽微な頭蓋骨骨折や頭蓋内出血は見つける前提にない基準であるため，本邦の文化にはそぐわない可能性があることは留意しなければならない．NICE ガイドラインのアルゴリズムのほうが本邦の文化には合っているが，いずれにしても完璧なアルゴリズムではないため，当院では複数のアルゴリズムの項目を総合的に加味して頭部 CT 撮影の要否を判断している．意識障害（D の異常）が持続するときには，安易に脳振盪と決めつけずに頭部 CT による頭蓋内病変の検索が望ましい．

● 急性硬膜外血腫の特徴

　成人では硬膜動脈からの出血が典型的な原因になっているのに対して，小児では硬膜静脈，板間静脈，静脈洞からの出血が多い．一般に頭蓋骨骨折を伴うことが多いが，小児では頭蓋骨骨折を伴わないこともある．血腫の厚さが 20 mm を超える場合には手術適応となる．術前の意識レベルが GCS 8 以下でなければ死亡率は低く，脳挫傷の合併がなければ比較的良好な機能予後が期待できる．頭部 CT ではレンズ状の高吸収域が特徴的である（**図 1**）．

　小児では本症例のように会話可能な状態から急速に悪化すること（talk and deteriorate）は比較的少ないといわれているが，常に念頭に置いた診療を心がけるべきである．

TIPS

- ⚠ GCS 14 は意識障害であり，頭部 CT 撮影が推奨される
- ⚠ 外傷後の強い頭痛は危険徴候の 1 つである
- ⚠ 急性硬膜外血腫では会話可能な状態から急速に悪化することがある

■参考文献
1) 石崎竜司，他：小児の意識障害スケール．小児の脳神経 39(3)：250-253，2014．＜小児の意識障害を正確に評価するためのポイントが記載されている＞
2) Kuppermann N, et al: Identification of children at very low risk of clinically-important brain injuries after head trauma: a prospective cohort study. Lancet 374(9696): 1160-1170, 2009. ＜軽症頭部外傷に対する頭部 CT 撮影の最も有名なアルゴリズムの 1 つ＞
3) 西本 博：急性硬膜外血腫．山崎麻美，他(編)：小児脳神経外科学，改訂 2 版．金芳堂，pp728-732，2015．＜小児急性硬膜外血腫の症候学，治療方針の概要＞

（井原　哲）

1歳5か月男児．発熱＋耳後部腫脹

症例18 抗菌薬を服薬しない重症急性中耳炎のゆくえ

症 例

「熱は2週間続いていて，機嫌はよくありませんが食欲はあります．薬は嫌いなので飲みません」

外来での経過

1歳5か月の男児．発熱，鼻漏が1週間持続していたが，食欲があるため医療機関を受診しなかった．発熱から1週間後，近医小児科を受診．咽頭炎，副鼻腔炎の診断で抗菌薬を処方されたものの，患児が服薬を拒否したため服薬しなかった．さらに1週間後（感冒症状から約2週間），患児が耳をよく触るようになったため，耳鼻咽喉科クリニックを受診した．鼓膜発赤が高度であり，重症の急性中耳炎の診断となった．抗菌薬を再処方されるも，患児の服薬拒否のため，服薬できなかった．

鑑別診断 急性中耳炎

近医耳鼻咽喉科クリニック受診後3日目に，左耳後部腫脹（**図1**）のため，耳鼻咽喉科クリニックより総合病院に紹介受診した．バイタルサインは意識清明，体温38.2℃，心拍数172/分，呼吸数42/分，SpO$_2$ 100%，CRT 1秒で，側頭骨CTで乳様突起炎（**図2**）を認め，入院加療となった．

入院後の経過

側頭骨造影CT所見で，左乳様突起炎，硬膜下膿瘍，S状静脈洞血栓症の所見（**図2**）を認めた．神経脱落症状は認めなかった．鼓膜は両側とも軽度発赤のみで，膨隆などの所見は認めなかった．入院当日に左乳突削開術，鼓膜換気チューブ留置術を施行し，乳突洞内の排膿を行った．排出された膿の細菌培養検査では肺炎球菌が検出され，薬剤耐性の少ないものであった．

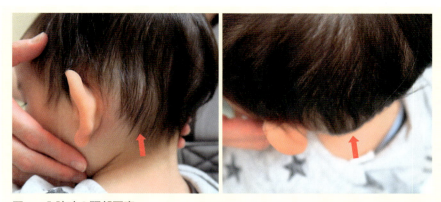

図1 入院時の頭部写真
耳後部の膨隆を認める．明らかな耳介聳立はない．

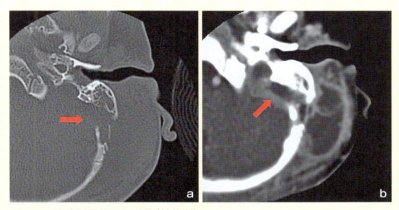

図2 入院時側頭骨CT所見（軸位断）
a：単純．骨条件．乳突洞軟部陰影と骨破壊（↑）を認める．
b：造影．耳後部皮下膿瘍，硬膜下膿瘍，S状静脈洞血栓の造影剤の欠損像（↑）を認める．

　術後，抗菌薬点滴とともにヘパリンによる抗凝固療法を2週間継続した．ヘパリンは25 U/kg/時前後でAPTT目標値を45～60秒に設定し，微調整した．点滴後2週間で側頭骨造影CTを再検したところ，S状静脈洞の血栓は退縮傾向で全身状態も良好なため，入院後3週間で退院した．

最終診断　急性乳様突起炎，S状静脈洞血栓症

チェックポイント

● 2歳以下の急性中耳炎は要注意！

　急性乳様突起炎の発症要因として，宿主側の免疫能，起因菌の種類，適切な診断，治療が挙げられる．低年齢の小児は頭痛を訴えにくく診断・治療が遅れることが多いため，「機嫌が悪く，耳をよく触る」などの症状に注意して診療を進める必要がある．2歳以下の乳幼児では免疫能が未熟であるため，耐性菌の感染でなくとも炎症が重篤になりやすい．乳幼児では骨髄様組織が豊富で，乳突蜂巣の発育が未完成であるため，炎症が波及しやすいといわれている[1]．また，この時期は母親からの受動免疫が消失し，肺炎球菌の共通抗原であるPspAに対する特異的抗体価は，生後6か月から2歳が最も低いと報告されている[2]．さらに赤上らの報告[3]では，乳様突起炎の発症は初感染に多いとされており，初感染の場合，菌に対する特異的抗体価が低いことが推察される．以上より，免疫学的に未熟な2歳以下の乳幼児では急性中耳炎に対する適切な加療が遅れると重症化すると考えられる．

　また，渡邊らは鼓膜所見に異常のない急性乳様突起炎症例を22%認めたと報告している[4]．小林らも，乳様突起炎症例の多くで鼓膜は軽度発赤，混濁のみで発熱の程度と所見が一致しない症例があると報告している[1]．抗菌薬の投与が行われても解熱しない乳幼児の急性中耳炎に対しては，鼓膜の発赤が軽度でも積極的に鼓膜切開を行うべきである．

● 静脈洞血栓症について

　耳性静脈洞血栓症は側頭骨の炎症が導出静脈（emissary vein）を経由してS状静脈洞へ波及，静脈炎から血栓症を生じたものである．S状静脈洞血栓は外側，上矢状洞，cavernous sinusへと進展すると高度の還流障害を生じ，しばしば致死的となる．典型的な症状として，発熱，頭痛や嘔吐などの髄膜炎症状，乳突部周辺の著明な圧痛（Griesinger sign）があり（3），そのような症状を呈する中耳炎症例には静脈洞血栓症の合併も疑い，精査を進める必要がある．一般的に

は，乳突削開術と感染創の除去および抗菌薬を中心とした治療となる．血栓に対する治療として，抗凝固療法を行うのが一般的であり，本症例もヘパリンの抗凝固療法にて経過は良好であった．

TIPS

- 2歳以下の乳幼児の急性中耳炎では適切な治療を行い，重症化に注意する
- 抗菌薬の投与が行われても解熱しない乳幼児の急性中耳炎に対しては，鼓膜所見が軽度でも積極的に鼓膜切開を行うべきである
- 頭蓋内合併症が生じた急性乳様突起炎には早期に乳突削開術を行うべきである

■参考文献
1) 小林一女，他：最近経験した乳幼児急性乳様突起炎．日耳鼻感染症会誌 21(1)：44-47，2003．＜乳様突起炎症例は2歳以下で耐性菌の検出が少なく，鼓膜所見が軽度な症例が多い＞
2) Samukawa T, et al: Immune response to surface protein A of *Streptococcus pneumoniae* and to high-molecular-weight outer membrane protein A of *Moraxella catarrhalis* in children with acute otitis media. J Infect Dis 181(5): 1842-1845, 2000. ＜肺炎球菌の共通抗原であるPspAに対する特異的抗体価は生後半年から2歳で最も低い＞
3) 赤上由美子，他：小児急性乳様突起炎11症例の検討．耳鼻展望 43(1)：43-48，2000．＜乳様突起炎は3歳未満で初感染の症例が多い＞
4) 渡邊徳武，他：乳幼児急性乳様突起炎の臨床像．耳鼻臨床 85(6)：895-904，1992．＜鼓膜所見に異常のない急性乳様突起症例は22%であった＞
5) 吉田尚弘：耳性頭蓋内合併症．ENTONI 166：149-153，2014．＜耳性頭蓋内合併症(髄膜炎，脳膿瘍，S状静脈洞血栓症)について概説した総説＞
6) Stam J: Thrombosis of the cerebral veins and sinuses. N Engl J Med 352(17): 1791-1798, 2005.

(馬場信太郎)

症状総論⑩ 胸痛

> **安易に帰してはいけない胸痛**
>
> 🚩1 warning sign（失神，けいれん，運動時の絞扼痛，呼吸困難などの先行症状）がある
>
> 🚩2 消化器症状（嘔吐，腹痛，食欲低下など）を伴う
>
> 🚩3 choking episode（突然のむせ込み，息詰め）がある
>
> 🚩4 心血管イベントの高リスクとなる基礎疾患（川崎病の冠動脈瘤，Marfan 症候群，Turner 症候群，血管型 Ehlers-Danlos 症候群など）がある
>
> 🚩5 突然死や心疾患の家族歴がある

🚩1 warning sign がある

診察時に無症状の場合にも，致死性不整脈や閉塞性肥大型心筋症，冠動脈起始異常などの安易に帰してはいけない疾患が含まれる．冠動脈奇形，閉塞性肥大型心筋症の患児は運動時の胸痛を経験していることが多く，労作時の胸痛や呼吸苦は精査の対象である．

1〜18 歳の心原性の突然死 87 例を解析した研究において，45％ の患者で死亡の数年〜数日前に "warning sign" といわれる先行症状（けいれん 12％，呼吸困難 9.0％，失神 7.6％，胸痛 5.1％，労作性胸痛 0.4％）を認めた[1]．誤解されがちだが，心原性の突然死は睡眠時や安静時に多く発生しており，運動がリスクになるかどうかは不明である．

2 消化器症状（嘔吐，腹痛，食欲低下など）を伴う

　急性心筋炎や心不全は，嘔吐，腹痛，下痢などの消化器症状が訴えの中心となる場合がある．初期には原因ウイルスによる発熱，皮疹などの非特異的な症状や，頻脈のみで他の心不全徴候を認めない場合もある．普段からバイタルサインの正常値（基準値）を意識し，早期に重症化のサインに気づけるように準備しておく．心不全に伴う呼吸器症状と，細気管支炎や気管支喘息の症状を区別するのも容易ではない．頻脈，頭部のじっとりとした汗，心音の減弱，心雑音，奔馬調律（ギャロップリズム），肝腫大，浮腫などの随伴症状を見逃さない．

3 choking episode がある

　気道異物や食道異物はそれほどまれではなく，初診で見逃されうる疾患である．胸痛を伴うことは少なく，持続的な咳嗽，嚥下の違和感，小さなものがなくなったなどの主訴が多い．目撃された事象がない場合でも，choking episode（突然のむせ込み，息詰め）は最も重要な手がかりとなる．気管支異物のHolzknecht徴候（X線で呼気時に患側の肺容量が減少しない）は有名だが，感度は高くない．異物誤飲の患者側のリスク要因として，3歳未満，自閉スペクトラム症がある．

1 2 3 の診断へのアプローチ

　胸痛を主訴に一般小児科外来を受診する患者が，重篤な疾患である確率はとても低い．つまり，ほとんどが帰してもよい患者である．さまざまな報告をもとに，胸痛を呈する疾患の大まかな頻度を**表1**に示す．筋骨格系の疼痛と特発性胸痛（器質的な原因によらない数秒〜数分間の刺すような前胸部の疼痛．深吸気時に誘発されやすい）が半数以上を占め，呼吸器疾患に伴うもの，精神・心理的要因が関与するものが続く．

　重篤な疾患のほとんどは心原性だが，それぞれは極めてまれなものばかりである．したがって，自身の経験からこれらを区別できる医師は少なく，病歴や所見の感度・特異度といった臨床推論的アプローチも適応しにくい．では，どうしたらよいか？筆者なりの答えは，日頃から他医師の経験や教科書から得た知識を蓄えておき，バイタルサインの確認，ポイントをおさえた丁寧な病歴聴取，ポイ

表1　胸痛の原因疾患（外傷性は除く）

臓器別	疾患	キーポイント
循環器 1〜2%	心筋炎	非特異的な症状，消化器症状
	閉塞性肥大型心筋症	労作時胸痛，半数に家族歴あり，Noonan 症候群
	急性心筋梗塞	川崎病の巨大冠動脈瘤，Jatene 術後など
	頻拍性不整脈	QT 延長症候群，WPW 症候群，Brugada 症候群
	心外膜炎	運動，腹臥位で胸痛増強
	冠動脈奇形	労作時胸痛，無症状のほうが多い
	大動脈解離	Marfan 症候群，Turner 症候群，Ehlers-Danlos 症候群（血管型）・小児期はまれ
	薬物中毒	コカイン，アンフェタミン，カンナビノイドなど
呼吸器 15〜20%	肺炎・気管支炎 気管支喘息	呼吸器症状を伴う
	胸膜炎	深呼吸による誘発，胸膜摩擦音
	気胸	長身やせ型，月経随伴など
	縦隔気腫	Hamman 徴候（心拍に一致したプツプツ音）
	気道異物	choking episode，Holzknecht 徴候（気管支異物）
	肺塞栓	長期臥床，薬剤，悪性腫瘍，外傷など血栓素因
	acute chest syndrome	鎌状赤血球症の微小血管閉塞，日本人ではまれ
消化器 2〜4%	食道炎・胃炎	食事の影響
	食道異物	3 歳未満，径 4 cm 以下の丸いものは高リスク
筋骨格・ 皮膚 50〜65%	特発性胸痛，precordial catch	数秒〜数分間の刺すような痛み，深吸気で誘発
	運動関連（筋肉痛，stitch）	stitch（いわゆる運動時の脇腹の痛み）
	女性化乳房	新生児，思春期，ほとんどが生理的
	流行性胸痛症	コクサッキーウイルス，インフルエンザウイルスなど
	肋軟骨炎	骨軟骨移行部に限局した圧痛
	漏斗胸・鳩胸	Marfan 症候群，Turner 症候群は漏斗胸を伴う
	帯状疱疹	後から水疱が出現
精神・神経 5〜15%	心身症	心疾患の家族歴があると胸痛を訴えやすい
	過換気症候群	呼吸性アルカローシス → 冠動脈攣縮
	起立性調節障害	朝の頭痛，倦怠感，めまい，顔色不良

アミかけは，■ しばしば，■ まれ，■ 非常にまれ，を表す．

ントを絞りすぎない全身診察，という日々のルーチンをコツコツ続けることではないかと思う．「呼吸器症状があるから」と腹部の触診を省略したり，「もう痛みがないから」と家族歴や既往歴を尋ねなかったり，「とりあえずX線と心電図をとっておけば大丈夫」といった姿勢を続ければ，経験したことのある疾患しか診断できないというジレンマに陥り，いつか見落としをすることになる．

> ➤ **胸痛の問診のポイント**
> - 痛みの性状，部位，持続時間
> - 発症時の状況：運動時，安静時，睡眠時，興奮時，食事中，choking episode の有無など
> - 悪化因子：深呼吸，体位・姿勢
> - 随伴症状：失神，失神性めまい，動悸，けいれん，呼吸苦，消化器症状
> - 既往歴・基礎疾患：川崎病冠動脈瘤，先天性冠動脈奇形，心疾患を合併しやすい先天異常症候群，難聴など
> - 家族歴(3世代以上)：心疾患，不整脈，突然死(50歳以下．溺水，交通事故も含む)

　患者本人が症状を的確に訴えられるのは5歳頃からとされる．痛みの性状(刺すような，ズキズキ，締めつけられるような，など)は直接診断にはつながりにくいが，訴えがはっきりしない場合や，ころころ変わる場合は心因性の可能性が高い．局在がはっきりしたものや圧痛を認めるものは筋骨格系が原因であり，重篤な疾患の可能性は下がる．

　痛みの程度は，心筋梗塞，解離性大動脈瘤は激痛とされるが，特発性胸痛や precordial catch も動作停止するほどの強い痛みのことがある．ただし持続時間は短い．数時間〜数日持続する場合，消化器の問題や心因性を考える．非常にまれだが肺塞栓も持続的な胸痛を呈するので，呼吸状態や血栓症のリスク因子を確認したうえで精査を検討する．深呼吸で誘発・悪化するのは特発性胸痛，呼吸器疾患の特徴である．胸膜炎，心膜炎(前かがみで増強)，肋軟骨炎は，運動や姿勢により機械的に痛みが増強する．

● どのような患者に検査を適応するか？

　問診と診察から器質的疾患を疑えば，12誘導心電図，胸部単純X線(2方向)でスクリーニングを行う．この2つでほとんどの場合十分であるが，急性心筋

炎の心電図異常は80%程度，胸部単純X線での心拡大は20%程度という報告もあり，検査のみで否定しない．心疾患や突然死の家族歴，warning signがあれば，心臓超音波検査，ホルター心電図，運動負荷心電図も加える．運動負荷はリスクを伴ううえ，負荷が十分でないと過小評価にもなりうるため専門施設で行う．血液検査の有用性は低い．トロポニンTやクレアチンキナーゼの上昇は心筋虚血や心筋炎を疑う手がかりとなるが，感度・特異度ともに十分ではない．

> ▶胸痛における心臓超音波検査の適応(参考)
> ・適応：労作性胸痛，心電図異常，心疾患や突然死の家族歴
> ・相対適応：家族歴，心電図異常はないが何らかの心疾患の症状がある，冠動脈起始の家族歴，発熱からすぐに出現した胸痛，麻薬・覚醒剤の使用歴

(Campbell RM, et al：J Am Coll Cardiol 64：2039-2060, 2014 より)

4 心血管イベントの高リスクとなる基礎疾患がある

診断へのアプローチ

　川崎病の巨大冠動脈瘤は治療の進歩により年々減少傾向ではあるが，小児の虚血性心疾患の最大の原因であり，数年後に発症しうる点で注意が必要である．
　Marfan症候群および類縁疾患，Turner症候群，血管型Ehlers-Danlos症候群などの結合組織の脆弱性を特徴とする症候群は，大動脈瘤，大動脈弁逆流，僧帽弁閉鎖不全などを高頻度に合併する．解離性大動脈瘤は，小児期には非常にまれだが，大動脈径の拡張は小児期から認められる．Noonan症候群は肥大型心筋症を合併しやすい．いずれの症候群も発達遅滞はないか軽度であり，未診断で外来を訪れる可能性はある．それぞれの身体的特徴に注目し，疑いがあれば専門施設での適切な健康管理や遺伝カウンセリングにつなげたい．一部のQT延長症候群，ミトコンドリア病では難聴を伴うことがある．

5 突然死や心疾患の家族歴がある

診断へのアプローチ

　3世代以上の家族歴の聴取が必須である．原因不明の突然死は1〜2人/10万

人程度で，男性が2/3以上である．心原性が7割以上で，その多くに遺伝的素因，家族歴をもつ．肥大型心筋症の半数以上，拡張型心筋症の3割，WPW症候群，QT延長症候群の大部分，洞不全症候群の一部は常染色体優性遺伝形式（AD）をとり，家族歴が多い．冠動脈起始異常や他の先天性心疾患は多因子遺伝で，次子再発率は数％である．先天性の症候群では，Marfan症候群，血管型Ehlers-Danlos症候群の多くはADで，家族歴が診断基準に含まれる．Noonan症候群は親子例がまれではなく，Turner症候群はほとんどが孤発例である．

帰してもよい胸痛

　繰り返しになるが，一般外来における胸痛の多くは良性や一過性のものであり，帰してもよい．そういう意味では，特発性胸痛，precordial catch，肋軟骨炎，流行性筋痛症などを区別せず，広義の特発性胸痛として扱ってもあまり差し支えない．しかし，一般的な認識では「胸痛＝心臓の病気？＝命に関わる病気？」と，患者や保護者が強い不安を抱いている可能性を想像し，プロとして十分な説明をして安心を提供したい．また，ここでも丁寧な問診，身体診察が患者・家族の安心感につながるため，重要と考える．

■参考文献
1) Winkel BG, et al: Sudden cardiac death in children (1-18 years): symptoms and causes of death in a nationwide setting. Eur Heart J 35(13): 868-875, 2014.＜1～18歳の心原性の突然死87例を解析した後ろ向き研究＞
2) Johnson JN, et al: Chapter 70 chest pain in children and adolescents. In: Allen HD, et al (ed) Moss and Adams' heart disease in infant, children, and adolescents, 9 th ed. pp1627-1632, Lippincott Williams & Wilkins, 2016.＜小児循環器疾患のバイブル的テキスト＞
3) Kane DA, et al: Needles in hay: chest pain as the presenting symptom in children with serious underlying cardiac pathology. Congenit Heart Dis 5(4): 366-373, 2010.＜専門施設における胸痛を主訴とした心疾患の10年間の後ろ向き研究＞
4) Schroeder SA: chapter 10 chest pain. In: Adam HM, et al (ed) Signs and symptoms in pediatrics. pp111-118, AAP, 2015.＜主要症候が網羅的にコンパクトにまとめられている＞
5) 笠井正志，他(編)：HAPPY！こどものみかた，第2版．pp162-166, 日本医事新報社，2016．＜患児の病歴と身体所見にフォーカスした診断学のテキスト＞

（松島崇浩）

13歳男子．運動時の胸痛

"運動時の胸痛"は要注意

症例

「運動をすると胸が締めつけられるように痛むことがあります．しばらく休むと治まります」

外来での経過

13歳の男子．特記すべき家族歴はなし．数年前から胸痛の訴えでたびたび医療機関を受診した既往があるが，胸部X線や心電図で異常を指摘されず元気であったことから，経過観察されていた．中学生になりサッカー部に所属後，運動時に胸骨下部正中〜左側に10分ほどの締めつけられるような痛み（）を自覚することがあり受診した．受診時のバイタルサイン，身体所見は正常で，胸部X線および心電図でも明らかな異常所見は認めなかった．

鑑別疾患 肋軟骨炎，特発性胸痛

運動時の胸痛に対し，心原性の可能性を考え，トレッドミル運動負荷心電図検査を実施したところ，胸部誘導のV_2からV_6までのST下降所見を認め（**図1**），心筋虚血が疑われた．心臓超音波検査では左冠動脈主幹部1.9 mmと狭小化を認め，右冠動脈は全体に拡張していた（**図2**）．冠動脈造影CTを撮像したところ，左冠動脈主幹部の最小血管径が1.3 mmと低形成で，左冠動脈は全体に細かった．心臓カテーテル検査でも同様の所見であり，代償性に右冠動脈からの側副血行路の発達を認めた．左冠動脈主幹部低形成と診断し，後日冠動脈バイパス術（左内胸動脈-左前下行枝）を施行した．術後は良好に経過している．

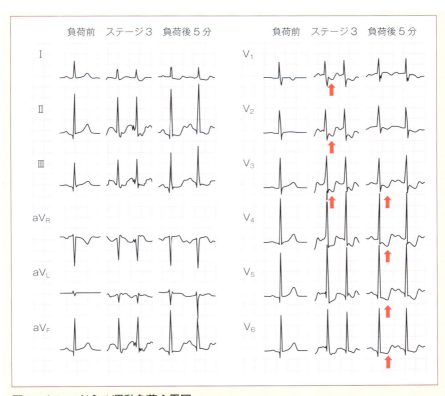

図1 トレッドミル運動負荷心電図
運動負荷により下行傾斜型のST下降がみられる.

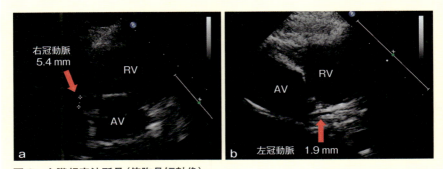

図2 心臓超音波所見（傍胸骨短軸像）
a：右冠動脈（5.4 mm），b：左冠動脈（1.9 mm）.

最終診断 先天性冠動脈異常（左冠動脈主幹部低形成）

チェックポイント

● "運動時の胸痛"と冠動脈疾患

小児の胸痛のうち心血管疾患に起因するものは1〜2%と少なく，心膜疾患，冠動脈異常，弁膜症，急性心筋炎，心筋症，急性大動脈解離などが原因に挙げられる．鑑別診断には問診が重要で，痛みの部位，性質，持続時間，頻度，誘因，随伴症状などを確認する．小児では動脈硬化性の虚血性心疾患はまれであるが，運動時に出現する前胸部の圧迫感や絞扼感の訴え（ 1 ）があれば，冠動脈異常，大動脈弁狭窄，肥大型心筋症などに起因する心筋虚血の可能性がある．

小児期の冠動脈異常による心筋虚血・心筋梗塞の多くは川崎病の冠動脈瘤に伴うものなので，既往歴の確認が重要（ 4 ）である．また，家族性高コレステロール血症では成人と同様の動脈硬化性の虚血性心疾患に罹患しうる．先天性冠動脈異常の発生頻度は約1.0%とされ，① 冠動脈起始・走行異常，② 冠動脈開口部の狭窄・閉塞，③ 冠動脈血管自体の異常，④ 冠動脈終末端の異常に大別され，本症例は ② に該当する．① のうち，冠動脈が対側冠動脈洞から起始（左冠動脈が右冠動脈洞，右冠動脈が左冠動脈洞から起始）し，大動脈と肺動脈の間を走行するタイプは突然死の危険が高く，若年者の心臓関連突然死の約1/3を占めると報告されている．いずれも安静時の心電図で異常所見を呈さない場合があり，運動時の胸痛を訴える場合には運動負荷心電図での評価を必要とする．

● 運動負荷心電図の実際

マスター2階段試験よる簡易運動負荷は不十分となることが多く，仮に検査が正常であっても冠動脈病変を否定できないため，トレッドミル，エルゴメータによる運動負荷を行うことが望ましい．ただし，安静時心電図ですでにST-T変化を呈する場合，運動負荷心電図は慎重に行う．また，運動負荷心電図により失神や致死性不整脈を誘発する可能性もあり，検査前に患者・家族への説明同意を

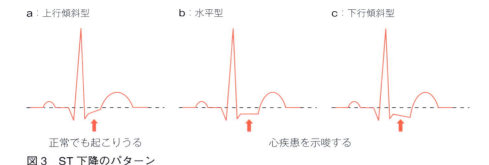

図3 ST下降のパターン

要する．負荷により水平型あるいは下行傾斜型（図1）のST下降がみられれば，心筋虚血が示唆される（図3）．上行傾斜型のST下降（図3a）は正常でもありうる所見である．

● 心疾患を疑う場合のその他の検査

心臓超音波検査では，心筋肥厚，弁膜疾患（特に大動脈弁狭窄），大動脈拡大，心膜液の他，冠動脈の起始・走行異常，瘤形成，冠動脈径の明らかな左右差の有無を確認する．心筋虚血の評価に関しては，負荷心筋血流シンチグラフィも有用で，十分な運動負荷が困難な場合はアデノシンによる薬物負荷も行われる．冠動脈の起始・走行異常が疑われる例では，心臓超音波検査では確実に診断できないので，造影CTを行うべきである．MRIでも冠動脈異常が診断でき，負荷perfusion検査による心筋虚血の評価も行われている．薬剤以外の治療を要する場合は，心臓カテーテル検査を実施し，同時に必要な治療介入も考慮する．

TIPS

- 運動時の胸痛の訴えがあれば，小児においても虚血性心疾患の可能性を考える必要がある
- 安静時心電図では虚血性心疾患を否定できないので，トレッドミルかエルゴメータによる運動負荷心電図を行う
- 冠動脈異常を疑う場合は，心臓超音波検査の他，造影CTなどを用いて評価を行う

■参考文献
1) 新居正基：先天性冠動脈疾患．日小児循環器会誌 32(2)：95-113，2016．＜先天性冠動脈疾患に関する総説で，最新の知見を踏まえ解説も詳しい＞
2) Kochar A, et al: Coronary artery anomalies: When you need to worry. Curr Cardiol Rep 19(5): 39, 2017. ＜先天性冠動脈疾患についての総説である＞
3) Krasuski RA, et al: Long-term outcome and impact of surgery on adults with coronary arteries originating from the opposite coronary cusp. Circulation 123(2): 154-162, 2011. ＜先天性冠動脈起始異常の外科治療成績に関する多数例の報告である＞

（髙砂聡志）

咳・喘鳴

症状総論⑪

安易に帰してはいけない咳・喘鳴

1. 見た目とバイタルサインの異常を認める
2. 安静時の吸気性喘鳴
3. 突然発症の咳・喘鳴

1 見た目とバイタルサインの異常を認める

　まず外観，呼吸数，呼吸努力，皮膚色を評価する．児をリラックスさせた状態で観察することが重要で，保護者から引き離さず，抱っこや膝の上に座った状態で評価する．呼吸数は，胸に手を置き30～60秒間測定するのが理想だが，実際には20～30秒間で測定することもある．呼吸努力を伴わない頻呼吸では原因検索が必要であり，その原因として代謝性アシドーシス，発熱，不安，疼痛，興奮などがある．体温が1℃上昇するごとに呼吸数は毎分2～5回増加するといわれており，発熱を伴う児では解熱薬を使用して再評価するのも一案である．

　呼吸努力を伴う場合や徐呼吸の場合は，呼吸窮迫・呼吸不全の可能性があるため，即時の介入が必要である．呼吸努力では，姿勢の異常，陥没呼吸（胸骨上，鎖骨上，肋間，肋骨弓下など），鼻翼呼吸，呻吟の有無を評価する．陥没呼吸は頭側にかけて出現部位が広がり，複数箇所になることで重症度が上がるといわれる．

◀ 診断へのアプローチ ▶

　ABCアプローチに準じて生理学的徴候を評価する．外来診療時であっても，見た目が悪いと判断した場合には，問診や詳細な身体診察ではなく，ABCアプローチに切り替えて評価する必要がある．咳・喘鳴を主訴に受診した児に対して

は，特に気道(A)・呼吸(B)の評価が重要である．生理学的な安定化が得られれば，詳細な病歴聴取，身体診察，検査から診断を進める．

喘鳴は一般的に気道狭窄により生じ，吸気性か呼気性かによって，狭窄部位が上気道(胸腔外：吸気性)か下気道(胸腔内：呼気性)かを大まかに判断できる．上気道閉塞・アナフィラキシー・気道異物に加え，肺炎・急性細気管支炎・気管支喘息発作・心不全(心筋炎など)を鑑別の上位に挙げてアプローチする．本項では紙面の都合上，これらの疾患についての詳細は割愛したが，一般的な頻度は高いためそれぞれの疾患については成書を参照してほしい．

● **気道(A)の異常**

吸気性喘鳴，犬吠様咳嗽(barking cough)，流涎，もごもごした声，姿勢異常．
→ 上気道閉塞(急性喉頭蓋炎，細菌性気管炎，重症クループ症候群，深頚部感染症など)：上気道狭窄を示唆する徴候があれば，病態を重視して気道確保を最優先する．安静を保ちつつアドレナリン吸入などの介入を行う．原則，画像検査は不要である．

● **呼吸(B)の異常**

頻呼吸・徐呼吸，SpO_2 低下，努力呼吸，呼吸音減弱，呼気性喘鳴，ラ音．
→ 検査：胸部単純X線．
→ 診断：肺炎，急性細気管支炎，気管支喘息発作，気道異物，アナフィラキシー，血管輪．

● **循環(C)の異常**

頻脈・徐脈，血圧低下，CRT延長，末梢冷感，末梢動脈の触知．
→ 検査：胸部単純X線，心臓超音波，12誘導心電図．
→ 診断：心不全，急性心筋炎，敗血症性ショック．

● **意識(D)の異常**

意識障害，瞳孔の異常，四肢の麻痺．
→ 検査：頭部CT，脳波．
→ 診断：けいれん重積発作，細菌性髄膜炎，脳炎・脳症．

2 安静時の吸気性喘鳴

見た目やバイタルサインの異常があり，安静時の吸気性喘鳴があれば，診断よ

表1 Westley croup score

点数	0	1	2	3	4	5
意識レベル	正常					意識障害
チアノーゼ	なし				興奮時	安静時
吸気性喘鳴	なし	興奮	安静時			
呼吸音	正常	減弱	著明に減弱			
陥没呼吸	なし	軽度	中等度	重度		

合計2点以下は軽症,3〜7点は中等症,8点以上は重症となる.
〔Westley CR, et al: Nebulized racemic epinephrine by IPPB for the treatment of croup: a double-blind study. Am J Dis Child 132(5): 484-487, 1978 より〕

りも気道確保を優先させる.即座に介入を要する可能性があるため,モニタリングできる場所へと患児を移動させる.その際に最も重要なことは,児の安静を保つことである.啼泣や興奮は上気道に乱流を発生させ,さらに呼吸状態を悪化させてしまう.保護者の膝の上など児の安静に努めつつ,アドレナリン吸入,気管挿管の準備,麻酔科医・集中治療医への連絡を行う.

見た目やバイタルサインの異常がない場合には,介入と評価を繰り返しながら進行性の病態かどうかの判断を要する.評価項目としては,クループ症候群の重症度を判断するのに用いられるWestley croup score(表1)に含まれる項目を用いるとよい.繰り返し評価する中で急速に進行していると判断したら,気道確保を遅らせないことが重要である.

診断へのアプローチ

安静時の吸気性喘鳴を呈する小児で発熱を伴っていれば,急性喉頭蓋炎や細菌性気管炎を第1に考える.急性喉頭蓋炎の症状として,成人では咽頭痛,嚥下困難が多いが,小児では呼吸困難,発熱,ぐったりという症状が多い(表2).診断のための検査は原則不要であり,気道確保を最優先する.

小児は咽頭後リンパ節が発達しており咽頭炎や中耳炎などの上気道感染が多いため,吸気性喘鳴の鑑別疾患として深頸部膿瘍も挙がる.咽後膿瘍と診断された児の臨床的特徴をまとめた研究によると,発熱(78%),頸部痛(67%),頸部伸展制限(45%)の頻度が高かった[1].深頸部膿瘍を疑った場合,気道確保に努めつつ,必要があれば造影CT検査を行う.発熱がなければ,次項で詳述するアナフィラキシーや気道異物も鑑別に挙げる.

表2 急性喉頭蓋炎の症状

症状	成人(%)	小児(%)
咽頭痛	91	50
嚥下困難	82	26
呼吸困難	37	80
声の変化	33	20
発熱	26	57
流涎	22	38
咳嗽	15	30
耳痛	6	6

(Mayo-Smith MF, et al: Acute epiglottitis. An 18-year experience in Rhode Island. Chest 108(6): 1640-1647, 1995 より)

表3 気道異物が疑われる小児に対する診断学的評価

	感度(%)	特異度(%)
誤飲のエピソード	85	21
呼吸音の左右差	65	88
聴診で喘鳴	33	84
Holzknecht 徴候（吸気・呼気時X線検査）	83	74

〔Martinot A, et al: Indications for flexible versus rigid bronchoscopy in children with suspected foreign-body aspiration. Am J Respir Crit Care Med. 155(5): 1676-1679, 1997 より〕

3 突然発症の咳・喘鳴

　咳や喘鳴の発症が突然であれば，主にアナフィラキシーや気道異物を疑う必要がある．アナフィラキシーの70%は咳，喘鳴，嗄声などの呼吸器症状を伴うといわれる．一方で皮膚粘膜症状がないアナフィラキシーは20%前後とも報告されている．原因として，食物アレルギーの特殊なタイプである食物依存型運動誘発アナフィラキシー(food-dependent exercise-induced anaphylaxis：FDEIA)を考慮する．10歳代の男児に多く，食後から2時間程度以内の運動負荷により症状を呈した場合にはFDEIAを疑う．したがって，咳や喘鳴の発症が突然であれば，アナフィラキシーを疑って発症時の情報(アレルゲンになりそうなものを摂取したかどうかなど)の詳細を問診する必要がある．

　気道異物の80%以上が3歳未満といわれ，80%以上が気管分岐部より末梢である．突然発症の咳き込みやむせ込んだ病歴があり，B(呼吸)の異常がある場合には介入を要する．

診断へのアプローチ

　特定のアレルゲンに曝露または摂取した後に咳，喘鳴が出現した場合，皮膚粘膜症状や消化器症状の有無を確認し，疑わしければアナフィラキシーとしてアドレナリンの筋注を行う．

　突然発症の咳き込みやむせ込んだ病歴の乳幼児に対しては，気道異物を積極的

に疑ってアプローチする．発症の状況，呼吸音・喘鳴の左右差，画像検査所見はいずれも単独では感度・特異度に限界がある(**表3**)．吸入などの治療に反応が乏しいこと，慢性的な経過，繰り返す肺炎などを契機に診断に至ることもある．呼吸状態が保たれていれば，更なる診断学的検査として胸部CT・MRI検査も考慮される(適切に撮影されれば診断精度は高い)．以上のように総合的に判断し，気道異物が疑わしければ，全身麻酔下での気管支ファイバースコープを行う．

🚩 帰してもよい咳・喘鳴

red flagがない，またはあったとしても治療介入により呼吸(B)の異常が改善した場合には，帰宅を選択できる．帰宅前には必ず，バイタルサインを含めたABCアプローチに準じて評価する．

「帰宅」は，患者評価が終了するわけではなく，「モニタリングする評価者を医療者から保護者にバトンタッチすること」に他ならない．保護者は患児の情報を与えてくれる存在であると同時に，目の前の患児をともに診ていくわれわれ医療者のパートナーでもある．保護者が自宅で児を適切に評価できるように，ホームケアを行い，再診目安を共有する．

■参考文献
1) Craig FW, et al: Retropharyngeal abscess in children: clinical presentation, utility of imaging, and current management. Pediatrics 111 (6 Pt 1): 1394-1398, 2003. ＜咽後膿瘍と診断された64人の児の臨床的特徴をまとめた後ろ向き研究＞
2) Florin TA: Chapter 14 cough. In: Shaw KN, et al (ed) Fleisher & Ludwig's textbook of pediatric emergency medicine, 7 th ed. pp115-119, Lippincott Williams & Wilkins, 2016. ＜小児救急の成書．咳嗽の小児に対する鑑別疾患，アプローチがまとめられている＞
3) Liberman DB, et al: Chapter 80 wheezing. In: Shaw KN, et al (ed) Fleiser & Ludwig's textbook of pediatric emergency medicine, 7 th ed. pp550-556, Lippincott Williams & Wilkins, 2016. ＜小児救急の成書．喘鳴を呈する小児に対するアプローチが年齢別にまとめられている＞
4) Mayo-Smith MF, et al: Acute epiglottitis. An 18-year experience in Rhode Island. Chest 108(6): 1640-1647, 1995. ＜急性喉頭蓋炎についての記述研究．成人と小児の症状の違いが記載されている＞
5) 海老澤元宏，他(監修)：食物アレルギー診療ガイドライン．pp144-150, 協和企画, 2016.
6) Martinot A, et al: Indications for flexible versus rigid bronchoscopy in children with suspected foreign-body aspiration. Am J Respir Crit Care Med 155(5): 1676-1679, 1997. ＜気管支異物が疑われ最終的に気管支ファイバーを実施された83人の小児の診断学的評価をまとめた研究．この後にも同様の研究が多く行われているが，結果は大きく変わらないものばかりである＞

〔竹井寛和〕

2歳男児，咳嗽＋喘鳴

症例20　"左呼吸音の減弱"がポイント

症　例

「咳とぜいぜいが続き，ときどき高熱も出るのですが，近くの病院ではなかなか治らなくて困っています」

外来での経過

2歳の男児．1か月前に突然，咳嗽が出現（）した．喘鳴も出現し，かかりつけ医で吸入や内服などの治療を行っていた．いったん咳嗽や喘鳴は軽減したが，2週間後に発熱と喘鳴の悪化が出現した．自宅での気管支拡張薬の吸入と抗菌薬（アジスロマイシン）の内服を行ったが，1週間後も改善しておらず，抗菌薬変更（アモキシシリン），ステロイド（ブデソニド）吸入を開始したが，症状は持続し，経口摂取不良となったため当院へ紹介受診した．

鑑別診断　気管支喘息発作，急性気管支炎

来院時，バイタルサインは体温 36.5℃，心拍数 120/分，呼吸数 30/分，SpO_2 95％（室内気）であった．診察上，呼吸音は左全肺野で減弱しており，呼気性喘鳴ははっきりしないが，断続性ラ音が聴取された．血液検査はWBC 8,680/μL，Hb 12.6 g/dL，Plt 18.4×10^4/μL，Na 138 mEq/L，CRP 0.43 mg/dL．静脈血液ガスでは pH 7.385，P_{CO_2} 37.9 mmHg，HCO_3^- 22.2 mEq/L．胸部単純 X 線写真では，右肺野に比べて左全肺野の透過性亢進あり，縦隔もやや右方へ偏位していた（図1）．

入院後の経過

詳しい問診により，1か月前にピーナッツを経口摂取していたことが判明した．はっきりとした誤嚥のエピソードはなかった．呼気での胸部X線撮影を行うと，吸気時に比べてより左右の濃度差がはっきりし，縦隔の右への

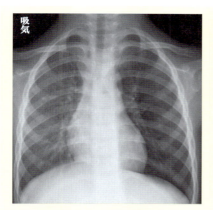

図1 吸気時の胸部X線写真
左全肺野の透過性亢進があり，縦隔もやや右方へ偏位している．

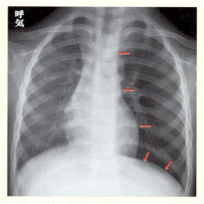

図2 呼気時の胸部X線写真
吸気に比べ左右の濃度差が顕著になり，縦隔の右方偏位も明らかになった．左横隔膜も平低化している．

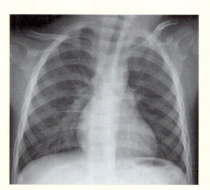

図3 異物摘出後の胸部X線写真
左右の肺の濃度差や偏位は消失した．

偏位が明らかであった(**図2**)．

　左気管支異物を疑い，全身麻酔下で気管支鏡を行うと，左主気管支に異物の嵌頓あり．硬性気管支鏡にて鉗子を用いて摘出した．摘出されたものは長径10 mmのピーナッツの半片と思われるものであった．異物摘出後の胸部X線では左右の濃度差や縦隔の偏位は消失した(**図3**)．

最終診断 気管支異物

チェックポイント

● **遷延あるいは反復する喘息，気管支炎の鑑別**　問診で異物誤嚥のエピソードを詳細に尋ねる

　異物誤嚥のエピソードがある場合には，保護者がそれを覚えていることが多い．**突然のむせ込みがあり，程度の強い咳嗽（3）**がみられたら，異物誤嚥を疑う．ただし，保護者が現場を見ておらず，今回のようにエピソードがはっきりしない場合もあるが，その日を境に咳が悪化したことを覚えていることが多い．ピーナッツや枝豆などの豆類を食べさせていないか，おもちゃを口に入れる習慣がないかなど，**closed question で誤嚥の有無を誘導して聞く**ことも必要と思われる．

● **聴診で片側の呼吸音減弱を認めた場合には，気管支異物を鑑別に挙げる**

　左右の主気管支や，右中間気管支など，多くは太い中枢気管支に異物が嵌頓する．そのため，片側の広い範囲で呼吸音減弱がみられ，左右差がはっきりしていることが多い．また，喘息のように呼気終末で喘鳴が聞かれることは少なく，むしろ喘鳴が聴取されない例のほうが多い．肺炎でも呼吸音は減弱するが，多くは局所的であり，断続性ラ音を伴う．

● **胸部 X 線は診断の鍵となる**　気道異物を疑う場合には，吸気と呼気で撮影する

　呼気時に健側肺の空気が排出され，白くなるとともに容積が減少する．それと比較して患側肺の空気は呼出できず，透過性亢進（エアトラッピング）が顕著になり，縦隔が健側にシフトする．つまり，**吸気と呼気を比較する**と，どちらにエアトラッピングがあるか容易にわかる．嵌頓している時間が長い場合には，患側に二次的な肺炎や無気肺を合併することも多い．

- ● 経過から異物かどうかわかりにくい場合には，CT や気管支鏡をためらわずに行う

現在 CT の利用度や解像度が上がっており，内視鏡が行えない施設においては異物診断の 1 つのツールとして有用である．しかし，咳嗽が治まらないなど呼吸状態が安定していない場合には，異物が移動することによる窒息のリスクがあるため，安易に行うべきではない．専門施設へ早期にコンサルトを行い，気管支鏡を考慮すべきである．

TIPS

- ❕ 長引く咳嗽では，問診で異物誤嚥のエピソードの有無を詳細に尋ねる
- ❕ 聴診では肺胞呼吸音の左右差に注意する
- ❕ 胸部 X 線では，吸気-呼気撮影を行い，呼吸音が減弱している側の肺野の透過性亢進や無気肺，縦隔の健側への偏位に着目する

■参考文献
1) 市丸智浩, 他：小児における気管・気管支異物の全国調査結果―予防策の推進にむけて．日小児呼吸器会誌 19(1)：85-89，2008．＜日本小児呼吸器学会が主体で行った全国調査による統計．現在のトレンドがわかる＞
2) 石立誠人：気道異物．小児内科 47(6)：924-928，2015．＜気道異物に関する画像診断について詳説している＞
3) Wood RE, et al: Bronchoscopy and bronchoalveolar lavage in pediatric patients. In: Wilmott RW, et al(ed): Kendig and Chernick's disorders of the respiratory tract in children, 8 th ed. pp131-144, Elsevier Saunders, 2012. ＜小児呼吸器のバイブル的読本＞

（石立誠人）

6か月男児．繰り返す喘鳴

症例 21　すべては疑うことから始まる

症例

「風邪をひくたびにゼイゼイします．痰切りや気管支を広げるお薬や吸入で多少はよくなりますが，完全にはよくなりません．喘息なのでしょうか．いったん始めた離乳食も苦しそうなので中断しています」

症例の経過

生後1か月で喘鳴のため近医を受診した．喘息様気管支炎と診断され，去痰薬・気管支拡張薬内服と吸入療法で対処されてきた．多少の改善を認めたものの，喘鳴が完全に消失することはなく経過した．

生後6か月になり，繰り返す喘鳴のため当院を紹介受診した．

鑑別疾患　喘息様気管支炎

バイタルサインでは体温36.1℃，心拍数122/分，呼吸数38/分，血圧95/55 mmHg，SpO$_2$ 98%で頻脈・頻呼吸（）が認められた．安静時でも二相性（吸気性＞呼気性）喘鳴と肋間の陥没呼吸が認められ（），啼泣時には後弓反張し喘鳴は増悪した．胸部X線の正面像で右大動脈弓，右下行大動脈，気管の狭小化，側面像で気管・食道の前方偏位が認められ（**図1**），血管輪が疑われた．

心臓超音波検査で心内奇形はなかったが胸骨上窩横断面スイープで右大動脈弓，左右総頚動脈・鎖骨下動脈が対称，遺残左大動脈弓が後方でKommerell憩室方向に屈曲牽引されていた．造影CTでも同様の所見が認められ（**図2**），重複大動脈弓部分閉鎖（左鎖骨下動脈遠位閉鎖）による血管輪と確定診断された．気管狭窄については狭窄率50%，範囲20%で気管形成術は必要ないと判断された．左側開胸で血管輪解除術（閉鎖左大動脈弓と左動脈

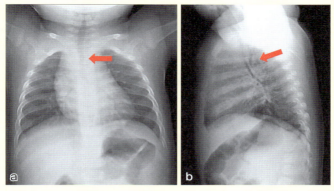

図1 胸部X線
a：正面像で右大動脈弓，右下行大動脈，気管狭小化を認める．
b：側面像で気管・食道の前方偏位を認める．

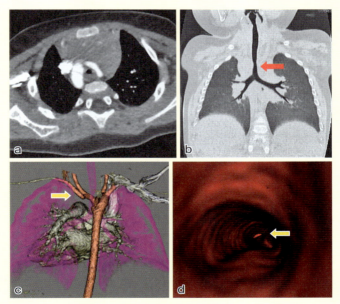

図2 受診時の造影CT
a：横断面像で気管・食道を包囲する左右大動脈弓を認める．
b：冠状断面像で左右大動脈弓による圧排による気管狭窄を認める．
c：3D構築像で総頸動脈・鎖骨下動脈が左右対称，遺残左大動脈弓がより後方でKommerell憩室方向に屈曲牽引されている．
d：バーチャル気管支鏡像でも気管狭窄を認める．

管索の切離）が行われた．術後数か月は喘鳴が残存したが，次第に改善した．離乳食についても問題なく段階を上げることができた．

最終診断 血管輪（重複大動脈弓部分閉鎖）

チェックポイント

● 血管輪の症状

　血管輪とは，大動脈弓とその分枝血管が食道と気管を輪のように囲む疾患で，重症ほど早期に気道閉塞症状を呈し，軽症例では遅れて食道圧迫症状を呈する．典型的には運動時・啼泣時に増悪する吸気性喘鳴を呈する．固形食を食べるようになって嚥下障害や窒息などを呈する．左肺動脈が右肺動脈から起始する肺動脈スリングは，早期に気道閉塞症状，典型的には呼気性喘鳴を呈し，食道圧迫症状は少ない．

　本症例のように繰り返す，持続する，呼吸器疾患に対する通常の対症療法に奏効しない，運動時・啼泣時に増悪する喘鳴では，血管輪などの器質的異常を念頭に置き，精査を進める必要がある．診断の遅れは，呼吸器感染症や固形食摂取に伴う窒息の危険に患者をさらし続けることになる．

● 画像診断の進め方

　① 大動脈弓と気管の位置関係，② 下行大動脈近位部と脊柱の位置関係，③ 鎖骨下動脈（腕頭動脈）起始異常の有無，④ 動脈管（索）の起始挿入部位，の4点について評価する必要がある．

● 胸部 X 線

　簡便で最初に行われる．気管偏位対側に大動脈弓，脊柱に沿って下行大動脈，側面像で気管前方偏位，食道上部拡張の有無を確認する．無気肺・肺過膨張など肺病変も評価する．肺動脈スリングでは，正常より下部に逆T字型気管分岐部がみられる．

● 心臓超音波検査

　胸骨上窩横断面で下から上へスイープし，大動脈弓と気管の位置関係，分岐パ

ターンを描出する．合併心内奇形も評価する．肺動脈スリングでは右肺動脈から左肺動脈が起始している．

● CT

血管と気道を同時評価するのに最適である．短時間で検査が可能であり，深鎮静は不要で，工夫すれば被曝もかなり軽減できる．横断面スクロールで評価する．3D 構築は大動脈弓分岐の左右対称性，血管屈曲，Kommerell 憩室牽引方向の評価に有用である．バーチャル気管支鏡も可能である．気管気管支軟化症の評価には呼気吸気撮影などの工夫が必要である．肺病変も評価できる．

● MRI

被曝，造影なしだが血管と気道の同時評価は困難である．長時間かつ深鎮静が必要である．

● 気管支鏡

挿管チューブの位置確認，気管気管支軟化症の評価に有用である．

＊

なお，食道造影や血管造影は，最近ではあまり行われなくなった．

本症例のように胸部 X 線で大動脈弓や下行大動脈の位置異常，気管の狭小化に気がつき血管輪を疑うことができれば，心臓超音波検査である程度の確信を得て，造影 CT で確定診断に至ることができる．すべては疑うことから始まる．

◉ 重複大動脈弓（部分閉鎖）

本症例でみられた重複大動脈弓（部分閉鎖）は最も高度閉塞かつ認識されやすい血管輪で，気管・食道左右両側に左右大動脈弓が遺残することで生じる．左右大動脈弓から各々総頸動脈，鎖骨下動脈が分岐する．右大動脈弓が優位であることが多い．左動脈管，左下行大動脈が多い．胸部 X 線で気管が左右両側から圧迫されているのを確認できる．心臓超音波検査の胸骨上窩横断面で気管両側に左右大動脈弓，各々から総頸動脈，鎖骨下動脈が対称性に分岐している．造影 CT 横断面・3D 構築像では気管・食道を包囲する左右大動脈弓を認める．

重複大動脈弓部分閉鎖であれば，牽引される所見が指標となる．

TIPS

- ⚠ 繰り返す，持続する，対症療法が奏効しない，運動・啼泣時に増悪する喘鳴では，血管輪を念頭に置く
- ⚠ 胸部X線で大動脈弓，下行大動脈，気管をよく観察し，血管輪を疑ったら，心臓超音波検査でスクリーニングし造影CTで確定診断を得る
- ⚠ 分岐の左右対称性，血管屈曲，Kommerell憩室の有無が，画像で描出されない動脈管索や閉塞大動脈弓の存在を示唆する指標となる

■参考文献
1) Yoo SJ, et al: Vascular rings, pulmonary arterial sling, and related conditions. In: Paediatric cardiology. pp967-989, Churchill Livingstone, 2010. ＜小児循環器の定番教科書の総説＞
2) Weinberg PM, et al: Aortic arch and vascular anomalies. In: Moss and Adams's heart disease in infants, children, and adolescents including the fetus and young adult. Lippincott Williams & Wilkins, pp758-798, 2013. ＜小児循環器のもう一冊の定番教科書の総説＞
3) Murdison KA, et al: Ultrasonographic display of complex vascular rings. J Am Coll Cardio 15(7): 1645-1653, 1990. ＜心臓超音波について詳しい＞
4) Heyer CM, et al: Tracheobronchial anomalies and stenoses: detection with low-dose multidetector CT with virtual tracheobronchoscopy--comparison with flexible tracheobronchoscopy. Radiology 242(2): 542-549, 2007. ＜CTについて詳しい＞
5) Schlesinger AE, et al: Incomplete double aortic arch with atresia of the distal left arch: distinctive imaging appearance. AJR Am J Roentgenol 184(5): 1634-1639, 2005. ＜重複大動脈弓部分閉鎖についてまとめられている＞

〈大木寛生〉

症状総論⑫ 咽頭痛

> **安易に帰してはいけない咽頭痛**
>
> 🚩1 見た目とバイタルサインの異常を認める〔吸気性喘鳴，流涎，姿勢異常（tripod position）がある，発声の異常がある〕
>
> 🚩2 頸部の腫脹や頸部痛がある
>
> 🚩3 経口摂取に問題がある
>
> 🚩4 皮膚症状を伴う

　咽頭痛を訴える患者の多くは咽頭炎・扁桃炎で，その多くはウイルス性であり，その場合は対症療法のみで経過観察が可能である．その大多数の症例の中から，緊急介入が必要な疾患や重症度が高い疾患を見極めることが重要である．

🚩1 見た目とバイタルサインの異常を認める

● 吸気性喘鳴，流涎，姿勢異常（tripod position*）がある

　小児で咽頭痛を訴える患者は多い．学童であれば咽頭痛を自ら訴えることが可能だが，乳幼児では咽頭痛として直接訴えることが難しい．

　患児の病態把握のために見た目とバイタルサイン（呼吸数，心拍数，血圧，意識状態，体温，SpO_2 など）を把握するのが大切なのは言うまでもないが，時に咽頭視診などが刺激になり呼吸状態が悪化する病態がある．その場合は見た目で判断し，適切な介入が必要となる．

＊ 膝などに手をつき，前かがみになって呼吸をする姿勢をとる．

◀ 診断へのアプローチ ▶

　見た目として，姿勢・表情および明らかな呼吸様式の異常は，診察室に入室後すぐに確認可能なものである．

　姿勢異常があり，吸気性喘鳴や流涎を伴い来院した場合は上気道閉塞の徴候（Aの異常）であり，緊急介入を要する．発熱の有無で考慮する疾患が異なり，高熱がある場合は急性喉頭蓋炎や深頸部感染症を最も疑う．急性喉頭蓋炎はHibワクチンの定期接種が本邦で開始されて以降，発症数は減ったものの緊急介入が必要な疾患であることから必ず除外しなくてはならない．急性喉頭蓋炎を疑った場合は検査より先に，気道緊急として気道確保を優先する（☞p163）．また気道確保時に筋弛緩薬は使用せず，吸入麻酔を使用し，気道確保に熟練した医師が行うべきである．

　発熱がない場合，喉頭浮腫や咽頭異物を疑う．いずれも急激な発症形式をとるが，後者の場合は発症時のエピソードにより診断可能な場合が多い．

● 発声の異常がある

　嗄声やもごもごした声など，普段と違う性質・大きさの声に急激になった際には緊急介入を要する疾患の可能性がある．

◀ 診断のアプローチ ▶

● 感染性

　急性喉頭蓋炎や扁桃周囲膿瘍，咽後膿瘍などの深頸部膿瘍では口の中に熱いポテトを入れたような声（hot potato voice）や，もごもごした声（muffled voice）が有名である．嗄声の場合はむしろ声門下部が狭窄するウイルス性クループを考える．

● 非感染性

　アナフィラキシーの消化器症状として咽頭痛，呼吸器症状として嗄声が生じている可能性がある．嗄声や前述した嚥下障害はアナフィラキシーの重症度評価におけるグレード3であり，アナフィラキシーと診断し次第，速やかに0.1%アドレナリン0.01 mg/kgを筋肉注射すべきである．

　熱傷で受診し咽頭痛や嗄声を認めた場合は，気道熱傷と考え対応し，速やかに挿管する必要がある．

2 頚部の腫脹や頚部痛がある

　咽頭痛に随伴して頚部の腫脹や頚部痛がある場合，どの組織，部位に由来した症状なのかを判別することが必要である．

診断へのアプローチ

● 側頚部腫脹
　側頚部腫脹および発熱を伴う場合，多くは咽頭炎に伴う反応性の頚部リンパ節腫脹であり帰宅可能である．思春期の児で肝脾腫を伴う咽頭・扁桃炎の場合はEBウイルスによる伝染性単核球症を考える．5歳未満ではまれであるものの罹患の可能性はあり，疑った場合は抗体検査を提出する．伝染性単核球症の場合，最低6週間もしくは脾腫がなくなるまで，コンタクトスポーツは避ける必要がある．

　また頚部リンパ節腫脹および発熱を伴う場合，川崎病も念頭に置き，両側眼球結膜の充血，発疹，四肢末端の変化の有無を確認する．

● 前頚部腫脹
　急激な発症で前頚部腫脹を認めた場合，口腔底蜂窩織炎（Ludwig's angina）を考慮する必要がある．口腔底粘膜と舌下隙・顎下隙・オトガイ隙を含む，広範で重篤な化膿性炎症であり緊急外科的介入を要する場合もある．

● 頚部痛
　咽頭炎や歯肉炎，扁桃炎の炎症が深頚筋膜間隙に波及することで生じる疾患を考える．発熱，流涎，経口摂取不良などを伴う4歳未満の児では，咽後膿瘍を疑う．咽後膿瘍では疼痛のため，時に斜頚になる．咽頭所見の確認とともに，血液検査・頚部側面X線・頚部造影CTで診断を確定し，入院のうえ抗菌薬治療を有する．病変部位によっては縦隔炎に進展する可能性もあり，早期の介入が必要な疾患である．

　思春期の児で数日間の咽頭炎・扁桃炎症状の後，左右非対称性に頚部痛や側頚部腫脹を認めた場合，Lemierre症候群による内頚静脈の血栓性静脈炎も念頭に置く必要がある．菌血症および肺をはじめとした全身の膿瘍形成をきたす感染症であり，まれな疾患だが死亡率が高い．

3 経口摂取に問題がある

経口摂取に問題がある場合，経口摂取のどの部分での障害なのかを考えることで診断に結びつく．

診断へのアプローチ

●開口制限・嚥下障害が原因

扁桃周囲隙や副咽頭間隙は咀嚼筋と接しており，そこに膿瘍形成があることで開口や咀嚼に影響が出現する．すなわち，扁桃周囲膿瘍，咽後膿瘍などの深頸部膿瘍，Lemierre症候群を考える．扁桃周囲膿瘍であれば軟口蓋と前口蓋弓が左右非対称になる点，咽後膿瘍では咽頭後壁が膨隆する点が診察のポイントになるが，身体診察のみでは確定が難しく造影CTを要することが極めて多い．また嚥下機能に関わる喉頭蓋が腫脹するため，急性喉頭蓋炎では嚥下障害が出現する．

非感染性のものとして，アナフィラキシーの消化器症状としての咽頭痛と気道症状の嚥下障害が出現している可能性もある．また難治性の口腔内粘膜病変に嚥下障害を認めた場合には，尋常性天疱瘡を考える必要がある．尋常性天疱瘡では皮膚症状が出現せず，初発症状は粘膜症状のみであることが多い．

●咽頭痛そのものが原因

経口摂取に問題がある場合，一番多いのは咽頭炎・口内炎による疼痛のためと思われ，水分摂取が可能で全身状態が比較的保たれていれば帰宅は可能である．ただし溶連菌感染などの薬剤投与を要する疾患を，病歴や他の身体所見より見逃さないようにする必要がある．

4 皮膚症状を伴う

手足口病やヘルパンギーナなどのウイルス性咽頭炎に皮膚症状を伴うことは知られているが，咽頭痛に皮膚症状を伴う疾患の中には重症疾患，緊急介入が必要なものがある．

診断へのアプローチ

口唇・口腔のびらんによる咽頭痛とともに，高熱，眼や外陰部などを含む全身

に紅斑，びらん・水疱が多発し，表皮の壊死性障害を認める場合は Stevens-Johnson 症候群(SJS，皮膚粘膜眼症候群)を考える．SJS では多臓器不全，敗血症などを合併し死亡率は約 3％ で，眼・呼吸器・外陰部の重篤な後遺症を残す可能性もあり，早期診断・早期治療が必要である．

口腔粘膜のアフタ性潰瘍による咽頭痛を繰り返し，皮膚症状，眼のぶどう膜炎，外陰部潰瘍を併発する場合は Behçet 病を疑う．川崎病では不定形発疹が主症状の 1 つである．溶連菌感染症ではサンドペーパーをかけたような発疹が出現する．

その他の帰してはいけない疾患

淋菌やクラミジアが原因の咽頭炎は無症状のことが多いが，症状があり経過が長引くことがあれば必ず全身診察を行い，培養や核酸増幅検査を提出する．上記診断となった場合は性的虐待を考え，治療とともに児の安全を確保する．また潰瘍性口内炎の原因が梅毒の場合も性的虐待を考える必要がある．

帰してもよい咽頭痛

急性期の咽頭痛で，バイタルサインに異常がなく，単純なウイルス性咽頭炎を考えた場合は，いったん帰宅させてよい．ただし繰り返す場合や，上記の red flag，yellow flag の場合は咽頭炎の症状悪化や別の疾患を考慮する必要があるため，再受診が必要なことを保護者に伝え，理解してもらう必要がある．

■参考文献
1) Fine AM: Chapter 69 Sore Throat. In: Shaw KN, et al (ed): Fleisher & Ludwig's textbook of pediatric emergency medicine, 7 th ed. pp 481-485, Lippincott Williams & Wilkins, 2016. ＜小児救急の成書．症候から考えうる鑑別疾患とその手順がよくまとめられている＞
2) 佐久間孝久：アトラスさくま−小児咽頭所見，2 版．丸善プラネット，2008．＜多数の症例の臨床経過と咽頭所見が鮮やかな写真でまとめられている＞
3) 黒澤照喜：小児急性喉頭蓋炎 9 例の検討．日児誌 116(10)：1533-1538，2012．＜31 年間 9 例の喉頭蓋炎の初発症状などをまとめ，症例も提示している＞

(仁後綾子)

症例 22　14歳女子．咽頭痛＋頸部痛

急速に進行した咽頭痛は？

症例

> 「急にのどが痛くなり，左の首も痛いです．熱もあります」

外来での経過

生来健康な14歳の女子．前医を受診したところ，ややぐったりしていたが急性上気道炎の診断で帰宅となった．左頸部痛は，咽頭痛のせいであろうと言われた．バイタルサインの測定は行われなかった．

鑑別診断　急性上気道炎

帰宅後も発熱が続き，ぐったりとしてきて，呼びかけへの反応にも乏しく（）なり，家族によって救命救急センターを受診した．受診時，GCS 8（E2V2M4），体温38.9℃，心拍数186/分，血圧70/35 mmHg，呼吸数36/分，SpO$_2$ 91％（室内気）でショックバイタルであった（）．補液による蘇生，血液培養提出のうえでセフォタキシム投与，気道確保のうえ，人工呼吸管理を開始した．

身体所見上は，左頸部の軽度腫脹（），両肺野の肺雑音，CRT 4秒と延長を認めた．その他に特記すべき所見はなかった．肺のポータブルX線では，両肺野に多発性の陰影を認めた．中心静脈路が確保され，昇圧薬を開始し，循環動態が安定したところで，造影CTが撮影された．頭部は異常を認めなかった．頸部は内頸静脈炎の所見，肺は多発性の肺炎像を認めた．以上より，Lemierre症候群と診断した．意識障害も認めたため，抗菌薬は中枢神経感染症もカバーするようメロペネム，バンコマイシンの髄膜炎治療量に変更した．家族からの問診で，繰り返す感染症の既往はなく，動物接触歴，海外渡航歴もなかった．

入院後の経過

入院翌日，血液培養が陽性となり，*Fusobacterium necrophorum* が同定検出された．髄液検査が施行されたが異常なく，中枢神経感染は否定的と考えられた．入院3日で昇圧薬は中止となり，意識状態，呼吸状態も回復し，人工呼吸器も離脱した．感受性が良好のためアンピシリンに変更され，感染性静脈炎として6週間の治療で終了した．退院後も再燃なく，フォロー終了となった．

最終診断 Lemierre 症候群

チェックポイント

● 咽頭痛と発熱

咽頭痛，発熱の原因は，ほとんどが軽症のウイルス性疾患であるが，ごくまれに重症化する細菌性疾患がある．重要な細菌性疾患の鑑別は，Lemierre 症候群，咽後膿瘍，扁桃周囲膿瘍，深頚部膿瘍，口腔底蜂窩織炎 (Ludwig's angina) などが挙がる．嫌気性菌を含む複数菌感染症のことが多いが，A群溶連菌，黄色ブドウ球菌のこともある．一般に上気道狭窄症状，開口障害，唾液が飲み込めない流涎，嚥下障害を認める(1 3) ときは，緊急で上気道および深頚部の評価や治療が必要となる．

その中で Lemierre 症候群は，上気道狭窄や開口障害が少ない点で他の深頚部感染症とは異なる．Lemierre 症候群は，まれな嫌気性感染症で急速に進行し，早期治療介入が必要になる．初期症状は咽頭痛や発熱であり，頚部の感染性静脈炎から血行性に肺や全身などに敗血症性塞栓から播種性病変をきたす．多発性の細菌性肺炎を診た場合，感染性心内膜炎と同時に鑑別疾患の1つになる．感染性内頚静脈炎から敗血症性ショックを伴うことが多く，バイタルサインの異常の検出，側頚部の痛みや腫れが疑うきっかけになる．

● 解剖学的に考える細菌感染症

頚部に生じる細菌感染症では，解剖学的位置を考える（**図1**）．

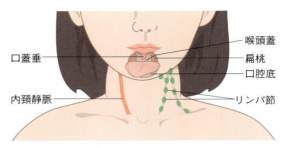

図1 頚部の解剖学的位置

① 血管では Lemierre 症候群

1936年に Andre Lemierre によって報告された疾患で，咽頭炎に引き続き，感染性内頚静脈炎を引き起こし，全身に播種性病変をきたす疾患である．嫌気性菌による感染症で *Fusobacterium necrophorum* などが代表的な起因菌である．他の深頚部感染症と異なり，感染部位は血管が主体である．特に基礎疾患のない健常児から若年成人にみられ，小児では学童以下に少なく，思春期でみられる．血液検査などは特異的ではなく，頚部の造影 CT で内頚静脈に血栓などがみられることがある．肺などその他の全身に感染性塞栓が生じることがあり，症状に応じて画像検査，関節や髄液穿刺検査などを行う．βラクタマーゼを産生する菌株もあるため，感受性が出るまでペニシリン系ではβラクタマーゼ阻害薬入り薬剤，または他の嫌気菌スペクトラムを有する広域抗菌薬を使用する．抗菌薬がなかった時代では致死的な疾患であったが，現在は適切に治療されれば予後良好である．

② 咽頭周囲では咽後膿瘍，扁桃周囲膿瘍

咽頭後部や側間隙，扁桃周囲に膿瘍を作ることがあり*，強い痛みによる流涎，開口障害がある場合には疑う．開口が可能な場合，扁桃の腫大，口蓋垂の偏位などがみられる．膿瘍がある場合は原則，外科的なドレナージを行う．また開口障害では，破傷風が鑑別に挙がる．

---

* 川崎病の中に咽後膿瘍に類する液体貯留を認める症例がある．咽後膿瘍では，リング状の造影効果を認めるのに対し，川崎病では非化膿性炎症によるもので，造影されないことが多い．

③ 口腔底では口腔底蜂窩織炎(Ludwig's angina)

口底から顎下に生じるまれな感染症で，急速に進行する．症状は発熱，顎下痛，嚥下障害，流涎，上気道閉塞などを呈する．嫌気性菌カバーを含めた抗菌薬を投与する．進行すると，喉頭蓋の腫脹，前頸部腫脹による喉頭展開の困難などから気道確保が困難になる．疑う場合は，気道確保を最優先で行う．病早期に膿瘍形成をすることは少なく，経過で膿瘍がみられたらドレナージを行う．

④ 頸部リンパ節では化膿性リンパ節炎

一般に化膿性リンパ節炎は，片側性で乳幼児が多い．膿瘍形成がみられる場合は，自潰しない限り外科的ドレナージを行うのが望ましい．起因菌は，黄色ブドウ球菌が多く，まれにA群溶連菌がみられる．学童以降や成人では，化膿性リンパ節炎は極めてまれで，ほぼウイルス性で両側性であることが多い．リンパ節炎で気道閉塞をきたすことはまれである．また他の深頸部の細菌感染症により反応性にリンパ節の腫大がみられることがある．

● 深頸部感染症における検査の進め方

深頸部感染症では，気道閉塞をきたすことがあり，気道の評価が最優先である．切迫している上気道閉塞がみられる場合は，気道の確保を優先的に行う．気道が保たれている状況下では，感染部位の検索のための画像検査を行う．単純X線は，上気道や肺野の評価が行える．頸部エコーは，頸部のリンパ節や血管の評価，エコーの届く範囲の表層の評価ができるが，深頸部の評価は難しいことが多い．造影CTが深頸部の膿瘍，静脈炎の評価に適している．

血液培養検査は，嫌気性菌感染の少ない小児では，好気ボトルのみで採取されることが多いが，嫌気性菌も原因になるため，好気と嫌気のボトルで採取する．膿瘍などを穿刺して培養に出す場合，グラム染色を行うと起因菌の推定に役に立つ．また採取に際して，嫌気ポーターを準備しておき，膿の通常培養に加えて，嫌気培養も行う．

TIPS

- 開口障害，嚥下障害があれば，深頸部感染症を疑う
- 深頸部感染症は，嫌気性菌が関与することが多く進行も早い

⚠ Lemierre症候群は，頸部の腫脹，敗血症のサインであるバイタルサインの異常に気づくことが，疾患を想起する鍵となる
⚠ 深頸部感染症では，気道の評価が重要である

■参考文献
1) Kuppalli K, et al: Lemierre's syndrome due to Fusobacterium necrophorum. Lancet Infect Dis 12 (11): 808-815, 2012. ＜Lemierre症候群の解説の論文＞
2) Thorell E: Cervical lymphadenitis and neck infections. Principles and practice of pediatric infectious diseases, 5 th ed. pp136-148, Elsevier, 2017. ＜小児感染症の成書における頸部感染症の解説＞
3) Huang CM, et al: Deep neck infections in children. J Microbiol Immunol Infect 50(5): 627-633, 2017. ＜小児における深頸部感染症のケースシリーズ＞

（堀越裕歩）

症状総論⑬

頚部痛

> **安易に帰してはいけない頚部痛**
> 🚩1 見た目とバイタルサインの異常を認める
> 🚩2 頚部の可動域制限がある
> 🚩3 増悪する腫脹がある

🚩1 見た目とバイタルサインの異常を認める

　小児科外来で頚部痛を主訴に受診する症例の多くは上気道感染（ほとんどがウイルス感染）に伴う頚部リンパ節腫脹が占め，予後は良好である．しかし，頚部は生理学的にも解剖学的にも重要な部位であり，頚部の病変の存在する位置や大きさによっては，気道や呼吸，循環や神経所見に異常をきたす可能性がある．

　診察室に入ってきた児の様子が明らかに悪いときには，詳細な問診は後回しにして気道（A），呼吸（B），循環（C）などの評価（ABCアプローチ）が最優先される．特に，頚部は解剖学的に気道との関連が強く，気道の異常（気道閉塞）は短時間に致死的となる．そのため，気道閉塞に至る可能性について，最も慎重かつ迅速に評価・介入しなければならない．

◀診断へのアプローチ▶

　頚部に存在する病変は，周囲の組織を圧排することで気道や呼吸，循環，意識（神経）に影響を与える可能性がある．よって，頚部痛を訴える児を診察する場合も，他の徴候と同じようにまずはABCアプローチによって行う．

● 気道（A）の異常

　嗄声，流涎，姿勢異常，tripod position（☞p175），嚥下困難，吸気性喘鳴．

急性喉頭蓋炎や深頚部感染症などによる上気道閉塞を起こしている可能性がある．啼泣による気道抵抗の上昇でさらに症状が悪化する可能性があるため，患児を刺激せずに速やかに気道確保の準備を行う．その際には乳幼児であれば保護者に抱っこしてもらう，DVD の視聴やおもちゃにより診察から気をそらすといった方法が有用である．自施設で対応困難である場合は速やかに搬送の準備を整える．

- ➡検査：いかなる検査も患者の状態が安定しなければ推奨されない．画像検査時の鎮静や喉頭ファイバーなどの侵襲的な検査を行う場合は，いつでも確実な気道確保ができるように準備が必要である．
- ➡鑑別診断：急性喉頭蓋炎，咽後膿瘍，口腔底蜂窩織炎(Ludwig's angina)，頚部病変による気道圧迫．

● 呼吸(B)の異常

頻呼吸，努力呼吸，呼吸音減弱，SpO_2 低下，頚部握雪感．
- ➡検査：胸部単純 X 線，胸部 CT．
- ➡鑑別診断：縦隔気腫，気胸，縦隔腫瘍．

● 循環(C)の異常

頻脈，血圧低下，顔面腫脹．
- ➡検査：血液(血算，肝機能，腎機能，電解質，甲状腺ホルモン)，血液培養，咽頭培養．
- ➡鑑別診断：敗血症性ショック，Lemierre 症候群，リンパ腫，白血病，化膿性甲状腺炎．

● 意識(D)の異常

頭痛，意識障害，四肢の麻痺．
- ➡検査：頚部単純 X 線，頭頚部 CT・MRI，髄液．
- ➡鑑別診断：頚椎骨折・脱臼，化膿性椎体炎，頚髄損傷．

＊

直接的な圧排ではなくとも，例えば甲状腺病変の存在は甲状腺ホルモン分泌の異常をきたし，非代償性ショックが起こる可能性もある．そのため，小児の診察では忘れがちな甲状腺の触診も忘れずに行う．

2 頚部の可動域制限がある

　頚部の可動域障害はその方向によって鑑別が異なる．いわゆる項部硬直とは頚部の屈曲制限であり，髄膜刺激症状の1つである．髄膜の伸展を和らげるために反射的に筋収縮が起こるためみられる所見とされている．一方，斜頚とは，頭部の片側の屈曲と反対側への回旋がみられる状態である．外傷性の他，筋痛や深頚部感染症による疼痛でもみられることがある．咽後膿瘍では頚部の伸展制限が生じやすい．また，川崎病でも頚部のリンパ節腫脹で斜頚を生じたり，咽後間隙に炎症が波及することで咽後膿瘍と類似した症状を伴ったりすることがある．

◆診断へのアプローチ◆

　先述のように，まずは気道の評価が重要となる．流涎などの嚥下障害が存在する場合は，仰臥位にすることで気道が閉塞される場合があるため，上体を起こした状態で診察することが基本である．

　頚部の可動域制限を診察する際には，まずは問診で発症様式，症状発現時期の聴取を行う．続いて，鎖骨・肩を露出し，頚部可動域，疼痛の有無，眼球の動きを確認する．脳幹腫瘍や頚椎腫瘍などの腫瘍性疾患も項部硬直や斜頚の原因となりうるため，頚部から下の神経学的な所見も忘れずに取る必要がある．

　深頚部感染症は頚部を動かすことにより疼痛を惹起するため，項部硬直を起こしうる．「発熱」「哺乳障害（実際は嚥下痛による）」「項部硬直」といったキーワードからは細菌性髄膜炎を連想するが，2歳までの乳幼児では髄膜炎となった場合にも髄膜刺激症状が出にくい（もしくは出ない）とされ，項部硬直を認める場合には深頚部感染症も鑑別に挙げる必要がある．深頚部感染症の確定診断は頚部造影CTによって行うが，咽後膿瘍の有無については，側面の頚部単純X線を撮影し後咽頭組織厚とC2椎体径を比較することにより，スクリーニングを行うこともある．造影CTで咽後間隙に液体貯留を認めた場合は周囲の造影効果も合わせて膿瘍なのか，川崎病に伴うものか鑑別できる．

　また，2歳以上の項部硬直は，髄膜炎以外に頚部リンパ節や筋痛でもみられるため，「項部硬直」が「髄膜炎」に結びつかない場合も多い．有名なBrudzinski徴候やKernig徴候も特異度は比較的高いが感度が不十分であるため，所見を認めないからといって除外してはならない．他の髄膜刺激症状の存在や，意識状態，

バイタルサイン，予防接種歴なども合わせて総合的に判断する．髄膜炎を疑う場合でも，バイタルサインの大きな異常がなく，症状も軽度であれば無菌性髄膜炎が考えられる．その場合は，髄液検査の結果が，鎮痛や安静といった治療方針を変えないため，腰椎穿刺を行わない選択肢もある．その際には経時的変化を厳重に観察する必要がある．全身状態や意識症状が悪く，バイタルサインも不安定であれば細菌性髄膜炎を疑って腰椎穿刺を行う必要があり，その場合は血液培養採取後に速やかに抗菌薬投与を行ったうえで腰椎穿刺を行う．

明らかに外傷を契機にして斜頸や頸部運動時痛を訴える児が来院した場合には，ABCが安定していることを確認して頸部を固定（ネックカラー，なければタオルなど）し，整形外科へ紹介する．

突然の発症であり感染や外傷のエピソードが明らかではなく，頸部の位置を元に戻そうとすると痛みを訴える場合は，環軸椎回旋位固定を考える．「寝違えが治らない」といった発症形式が病歴上はっきりしない主訴で受診することもあるため注意が必要である．環軸椎回旋位固定の治療は基本的に鎮痛と頸部の安静だが，頸部固定ができないほどの斜頸の場合や，疼痛のため臥位になれない場合，軽度であっても発症1週間で改善がなければGlisson牽引に移行すべきという報告もあり，漫然とした経過観察をしてはならない．

3 増悪する腫脹がある

一般的に，小児の頸部腫脹で原因となるのは多くが頸部リンパ節病変である．そしてそのほとんどがウイルス性上気道感染に伴って発症し，自然治癒する炎症性リンパ節腫脹である．

しかし，炎症性リンパ節腫脹だと考えていた患児が血液腫瘍性疾患であったり，流行性耳下腺炎だと思っていた患児が唾液腺の腫瘍性病変であったり，頸部腫脹を繰り返して精査したところ正中頸嚢胞や側頸嚢胞の存在に気づいたりなど，落とし穴はいくつか存在する．

◀診断へのアプローチ▶

頸部にはリンパや血管，神経，唾液腺などが密集しており，さらに先天性頸部瘻孔・嚢胞といった構造物が残存することもあり，先天的なものも含め解剖学的

な位置の把握が必要である．しかし，頚部の短い乳幼児では診察のみでこれらの組織を判別することは困難な場合もあり，病変を可視化できる点や非侵襲的であることなどから超音波検査が有用である．

良性のリンパ節腫大は表面平滑で境界明瞭な卵形の構造で，それぞれに癒合傾向がなく，どのリンパ節も同様のエコー輝度を示す．中央部にはリンパ節門が存在し，ドプラで血流を認める．一方，長径 2.5 cm 以上，癒合傾向がある，リンパ節門が中心より偏位している場合は悪性を考慮すべきとされる．

診察で注意すべき点としては，頚部腫脹のみにとらわれず，児の全身状態を評価することである．頚部のみではなく，他の部位でのリンパ節腫大や脾・肝腫大の存在はリンパ腫や神経芽細胞腫などの血液腫瘍疾患を考える．遷延性または原因不明の発熱，体重減少，盗汗，硬いリンパ節を認める場合には生検目的での紹介を考える．

片側の頚部腫脹を主訴に受診した症例で，最終的に Langerhans 組織球症と診断した症例を経験したことがある．初療医は当初，耳下腺の腫脹がみられることから流行性耳下腺炎を疑い，経過観察を指示した．しかし症状の改善がないため何度か再診し，精査の結果，Langerhans 組織球症と診断した．精査に踏み切ったのはいっこうに改善しない腫脹が理由であり，流行性耳下腺炎とは明らかに異なる経過であったためである．疾患の自然経過を知ることと，経過をしっかりフォローすることにより診断に至ったケースである．このように，頚部腫脹については 1 回の診療で診断に至らないケースも多く，「帰してはいけない」わけではないが，帰した場合も経過をみていくことが重要となる．

🚩 帰してもよい頚部痛

明らかに上気道感染症状（咽頭痛や発赤，扁桃腫大）が存在し，バイタルサインをはじめ先述したような症状がなければ，自宅経過観察が可能である．前述したように徐々に頚部腫脹が増悪するケースもあり，次の診察日を設定することや，具体的にどのような症状が出現した場合に速やかな再診が必要かといった明確なフォローアップは必要である．

■参考文献

1) Pruden CM, et al: Chapter 43 Neck mass. In: Shaw KN, et al (ed): Fleisher & Ludwig's textbook of pediatric emergency medicine, 7 th ed. pp296-302, Lippincott Williams & Wilkins, 2016. ＜小児救急の成書．緊急性の高いもの，common なものに分けて鑑別をまとめている＞
2) 森田有香：咽後膿瘍．河野達夫（編）：読影の極意を学ぶ小児の画像診断 Q & A─頭部・頭頚部編．pp995-999，総合医学社，2013．＜小児の頭頚部画像評価に役立つ良書＞
3) Haque S, et al: Imaging of torticollis in children. Radiographics 32(2): 557-571, 2012. ＜斜頚の鑑別疾患を画像を用いて紹介している＞
4) Ho ML, et al: The ABCs (Airway, Blood Vessels, and Compartments) of pediatric neck infections and masses. AJR Am J Roentgenol 206(5): 963-972, 2016. ＜小児の頚部病変を豊富な画像を提示して紹介している＞
5) Marin JR, Nagdev A: HEENT (head, ears, eyes, nose, throat): ocular, sinus, neck ultrasound. Doniger SJ (ed): Pediatric emergency and critical care ultrasound. pp97-118, Cambridge University Press, 2013. ＜忙しい外来でもすぐに評価できる超音波診察「POCUS (point-of-care ultrasound)」に焦点を置いた参考書＞

（岩田賢太朗）

7歳男児．頸部腫脹＋いびき＋飲み込みにくさ

症例
23

気道閉塞症状に気をつけて

症例

「1か月くらい前から首が腫れているかなと思っていたのですが，どんどん腫れてきました．関係ないかもしれませんが，最近食事を飲み込みにくく，いびきもかくようになりました」

外来での経過

7歳の男児．1か月くらい前から首が腫れているということで，近医を受診し，風邪とそれによる頸部リンパ節腫脹と診断され抗菌薬が処方された．しかし改善せず，頸部腫脹は増悪（図3），飲み込みにくさを訴えたりいびきをかくようになり，当院ERを受診した．

鑑別診断 頸部リンパ節炎，アデノイド

バイタルサインは意識清明，体温36.8℃，心拍数102/分，呼吸数30/分，SpO₂ 97%であった．両側胸鎖乳突筋に沿うように径2〜3 cmの可動性に乏しく，圧痛や熱感を伴わないリンパ節を数珠状に触知した（図1）．また口腔内扁桃がMcKenzie Ⅲ度に腫脹し，咽頭後壁も腫脹していた．胸腹部やその他の体表リンパ節には異常所見を認めなかった．血液検査で，WBC 8,600/μL，Neut 75%，Hb 12.8 g/dL，Plt 40×10⁴/μL，AST 20U/L，ALT 15U/L，LDH 612 U/L，CRP 0.25 mg/dL，可溶性IL-2受容体*815 U/mL（145.0〜519.0 U/mL）と軽度のLDH上昇を認め，また胸部X線にて異常所見があり（図2），入院した．

入院後の経過

縦隔腫瘍の疑いで同日，頭部および頸部から骨盤部までの造影X線CT検査を施行した（図3）．その結果，両側頸部，咽頭部および前縦隔に軽度造

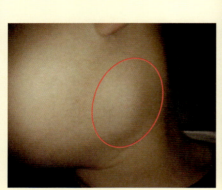 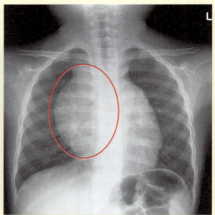

図1　頚部外観　　　　　　　　　図2　来院時胸部X線

影効果のある軟部組織影を認め，悪性リンパ腫が疑われた．

　診断確定のために頚部リンパ節の生検が必要と判断し，入院翌日に全身麻酔下での生検を当初計画したが，自発呼吸下で辛うじて気道を確保できている状況であり，全身麻酔による自発呼吸消失は危険と判断し，ECMO（体外式膜型人工肺）準備下で局所麻酔による生検を実施した．生検の結果，Tリンパ芽球性リンパ腫 Stage Ⅱ と診断し，生検同日より PICU にてステロイドの全身投与を開始した．治療開始日より，いびきと入眠時無呼吸の改善，縦隔腫瘤の縮小（図4）を認めるようになった．その後，BFM（Berlin-Frankfurt-Munster）プロトコルに則り全身化学療法を継続している．

---

*　頚部リンパ節腫脹を認める患児を外来でみた場合，悪性リンパ腫のマーカーとして可溶性 IL-2 受容体（sIL-2R）を測定することがある．この値は年齢によって基準値が異なる．また，感染症がある場合にも軽度上昇することがあり，その評価には注意が必要である．

【小児期月齢・年齢別 sIL-2R 基準値】

臍帯血	267〜799 U/mL
2.5〜9か月児	580〜1,712 U/mL
9.5〜19.5か月児	341〜2,337 U/mL
20〜60か月児	322〜1,207 U/mL
10歳＜	80〜600 U/mL
成人	71〜477 U/mL

〔Lanzkowsky, P et al（ed）: Lanzkowsky's manual of pediatric hematology and oncology-appendix 1, 6th ed. p728, Academic Press, 2016 より改変〕

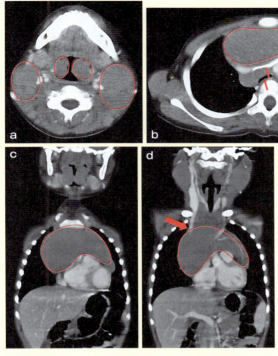

図3 来院時造影X線CT
a：頚部リンパ節の著明な腫脹，咽頭部リンパ節の腫脹を認め，上気道の狭窄を伴う．
b：前縦隔に腫瘤影を認め，主気管の狭窄，肺動脈の伸展・狭窄を認める．
c：前縦隔に腫瘤影，咽頭部リンパ節の腫脹を認め，上気道の狭窄を伴う．
d：前縦隔に腫瘤影を認め，上大静脈の閉塞・蛇行を認める．

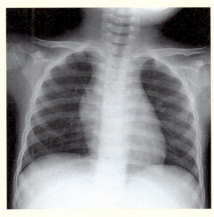

図4 治療開始9日目の胸部X線
縦隔腫瘤の著明な縮小を認める．

最終診断 非ホジキンリンパ腫
　　　　　（Tリンパ芽球性リンパ腫）

チェックポイント

● 頸部リンパ節腫脹の鑑別

　12〜13歳で最大となるリンパ組織だが，小児の生理的な表在リンパ節は，大きさが1cm程度までの滑らかで可動性に富んだもので，圧痛，熱感，発赤などは伴わない．1cmを超えるリンパ節は病的と考えるが，触診で反応性腫脹と悪性のリンパ節腫脹を鑑別することは難しい．

　悪性以外でリンパ節腫脹をきたす原因としては，①感染によるもの（ウイルス，細菌，結核，梅毒，トキソプラズマなど），②感染症以外の全身疾患による反応性腫脹（自己免疫疾患，亜急性壊死性リンパ節炎，川崎病，アトピー性皮膚炎など）が挙げられ，その特徴について**表1**に示す．

　リンパ節腫脹が2〜3cm以上で2週以上持続し縮小傾向に乏しい場合や4週以上持続する場合，もしくは短期間で急速に増大する場合には専門医療機関での精査が望ましい．本症例では，圧痛，熱感を伴わず，可動性に乏しく，1か月の経過でみるみる増大（3）しており，通常の感染や炎症に伴うリンパ節腫脹ではないと考えられる．また，体表のリンパ節がいくら大きくても，通常は「帰してはいけない」というような緊急性はない．一般的に小児がんにおいては一部のがん腫（網膜芽細胞腫の生命予後，神経症状を伴う小児がんの神経学的予後）を除いて，早期診断は予後に関連しないといわれている．

　しかし本症例では上気道閉塞症状を伴っていること（1）から，緊急性があり，しかも自発呼吸を維持したうえでの各種評価が必要という意味で，「帰してはいけない」症例であり，より慎重な対応を要する病態であった．それ以外の緊急を要する状態としてはB症状（発熱，盗汗，体重減少），上大静脈症候群，上縦隔症候群，神経症状を呈する場合が挙げられる．

表1 疾患別のリンパ節腫脹などの特徴

疾患	リンパ節腫脹などの特徴
風疹	後頚部リンパ節腫大
伝染性単核球症	EBウイルス，サイトメガロウイルス感染 3〜4 cmを超える頚部リンパ節，全身性の表在リンパ節を触知 2週程度で縮小傾向，4週以内に退縮
亜急性壊死性リンパ節炎	片側性の頚部リンパ節腫大 持続する発熱 LDH高値 時に反復
アトピー性皮膚炎	炎症部位周囲の所属リンパ節腫大
扁桃周囲膿瘍	深部リンパ節腫大 炎症が高度になると斜頚を呈する
川崎病	片側性で多房性の後頚部リンパ節腫大 時に斜頚を呈する

〔小嶋靖子：Column 4 小児のリンパ節腫大．東京都小児がん診療連携協議会（編）：小児がん診断ハンドブック，改訂第2版．p15，2016をもとに作成〕

● 患者の侵襲に配慮し，最小限の侵襲で最大限の情報を得る

　本症例では頚部リンパ節腫脹および縦隔腫大により悪性腫瘍が考慮され，同日中に造影X線CT検査が施行された．通常では「まずは単純X線CTを」などと考えるかもしれないが，診断・治療を最短で行うためには，積極的な検査計画が重要である．造影X線CTの場合には撮影条件も細かいので，専門機関で速やかに行う必要がある．また，病理診断はフローサイトメトリーを用いた表面マーカー検査や染色体，キメラ遺伝子検査など総合的に行うため，生検に関しても専門医療機関で行うべきである．

● 安易な鎮静検査は禁忌

　本症例では上気道閉塞症状による無呼吸，いびきを認め，また画像上，巨大前縦隔腫瘤が気管分岐部を中心に高度に圧迫しており，自発呼吸によってのみ気道確保ができている状態であった．そのため，患者の疼痛管理などを考慮すると，十分な鎮静・鎮痛下に処置は行うべきであるが，本症例に関しては，自発呼吸消失時の急性呼吸停止に配慮し，ECMOスタンバイ下に，局所麻酔にて処置を行った．十分に急変に対応できる状態での各種検査を行うことが望ましい．

TIPS

- 急激に増大し無痛性，可動性に乏しいリンパ節腫脹では悪性リンパ腫など小児がんを鑑別に入れる
- 気道閉塞の症状を伴う頸部リンパ節腫脹は「帰してはいけない」サイン
- 気道症状を伴う場合に，迅速に検査を進める必要があるが，鎮静の可否について慎重に判断する必要がある

■参考文献
1) 東京都小児がん診療連携協議会(編)：小児がん診断ハンドブック，改訂第2版．pp4-5, 15-19, 東京都小児がん診療連携協議会，2016．＜東京都小児がん診療連携協議会が作成した小児がんを専門としない小児科医ら向けに作成したハンドブック．ダウンロードが以下のアドレスから可能．http://www.fukushihoken.metro.tokyo.jp/iryo/iryo_hoken/gan_portal/research/taisaku/shoni_taisaku/shounigann_shinndann__handbook.html（2018年3月最終確認）＞
2) Brasme JF, et al：Delays in diagnosis of paediatric cancers: a systematic review and comparison with expert testimony in lawsuits. Lancer Oncol 13(10)：e445-459, 2012．＜小児がんと早期診断に関するレビュー＞
3) 日本小児血液・がん学会(編)：小児血液・腫瘍学．診断と治療社，2015．＜日本語で書かれた小児血液・腫瘍学のテキスト．専門医を目指すにも，日常診療の参考にも有効な1冊＞

（湯坐有希）

症状総論⑭ 浮腫

> **安易に帰してはいけない浮腫**
> 🚩1 呼吸と循環に問題がある
> 🚩2 全身性の浮腫
> 🚩3 限局性の浮腫

　小児科外来へ浮腫のみを主訴に受診することは少ない．また，多くの場合は self-limiting であるものの，生命を脅かす可能性や入院加療が必要となる状態も認めるため，慎重な経過観察を含めた適切な判断が必要とされる．緊急性を考えるうえでは，浮腫の経時的変化のスピードと浮腫に随伴する症状が役に立つ．また，鑑別診断を考えるうえでは，成人同様に浮腫の局在から考えることで理解がしやすい．

🚩1 呼吸と循環に問題がある

　絶対に帰してはいけない浮腫は，呼吸と循環に異常を認めている場合である．生命を脅かす病態として，気道の浮腫をきたし呼吸不全をきたすか，循環血液量が減少することで循環不全をきたすことが考えられる．そのため，本書でも多くの項で述べられているが，バイタルサインの異常，喘鳴・呼吸困難感・陥没呼吸などの呼吸不全症状や末梢冷感，CRTの延長などの循環不全症状を認めた場合は，外から見えている浮腫がいかに軽度であろうと緊急介入が必要となる．喉頭浮腫を伴うアナフィラキシーや血管性浮腫，心筋炎による心不全を想定しているが，全身性浮腫をきたす病態での胸水貯留による呼吸不全や循環血漿量低下による循環不全も鑑別に入るため，この状態では診断よりも ABC アプローチによる

病態の安定化が優先となる．

◀ 診断へのアプローチ ▶

● **病歴聴取（時間経過，既往歴，家族歴，アレルギーの有無）**

　急性の経過であれば今後の増悪の可能性を考える．血管性浮腫は24時間程度が症状のピークとされているため，受診時に経過時間がまだ浅い場合，軽度の呼吸症状であっても，時間経過とともに気道緊急となる可能性がある．アナフィラキシーであれば二相性の反応も考慮する．また，この前後での感冒症状・嘔吐や腹痛の随伴がある場合は，心筋炎の除外も必要になる．

　食物・薬物アレルギー，アナフィラキシー，血管性浮腫の既往があるか，また遺伝性血管浮腫の家族歴を確認する（75%が常染色体優性遺伝であり家族歴は診断に有用である）．

● **身体所見**

　乳幼児であれば，気道狭窄症状がある際には泣かせることでの呼吸状態悪化のリスクも考え，介入を先に行う．

　学童で啼泣のリスクが少なければ，気道評価のために呼吸様式の観察，喘鳴（stridor や wheezes）の聴診，心不全を考慮しての奔馬調律（ギャロップリズム）の有無，肝腫大の確認などを行う．心不全であれば，頻呼吸・頻脈も認めることが多い．体重の増減も大事な所見になるが，通常の健康児であれば病前体重が不明なこともあり，参考にならないことも多い．

● **検査**

　アレルギー反応や血管性浮腫を考えた場合には初期の時点での検査は不要と考えられ，呼吸の安定に努めるべきである．心不全を考慮する場合には血液検査，心電図，心臓超音波検査，胸部X線を行い，心筋炎の可能性がある場合には高次医療機関への搬送を行う必要がある．

　胸水の貯留・肺浮腫，循環血液量の低下の評価のためには胸部X線，心臓・腹部超音波検査が有用である．

2 全身性の浮腫

　呼吸循環に問題のない全身性浮腫の場合は，緊急性は低いものの多くの場合，

入院での加療が必要となる．そのため血液・尿検査，超音波検査などで鑑別を行い，適切な治療を進めていく必要がある．原因は心臓性，腎性，肝性が大部分であるが，甲状腺機能低下症，蛋白漏出性胃腸症や低栄養など，その他の鑑別もある．以下では呼吸循環が落ち着いている前提で，原因からの診断へのアプローチを述べる．

診断へのアプローチ

● 心臓性

　先天性心疾患・不整脈の既往，多汗，哺乳不良などの病歴，頻呼吸・頻脈，ラ音・ギャロップリズムの聴取，肝腫大，末梢冷感などの身体所見を確認する．検査としては，胸部X線での心拡大の有無，心臓超音波で形態・心機能評価，心電図での不整脈評価を行う．血液検査ではBNPの評価もあるが，血算での貧血や血小板減少の有無の確認，甲状腺機能の確認も行うことで溶血やKasabach-Merritt症候群による重症貧血，甲状腺機能亢進による高拍出性心不全の診断に役立つことがある．

● 腎性

　溶連菌感染の既往，尿の色の病歴聴取，特に眼瞼周囲の浮腫が強い浮腫のパターンはネフローゼ症候群に多いといわれる．小児の場合，体動などもあり血圧測定が行われないことも多いが，全身性の浮腫があれば血圧測定も忘れずに行い，高血圧を認める場合には急性糸球体腎炎を考える．慢性腎不全では食思不振や成長障害を認める．血尿・蛋白尿の評価，血清クレアチニン（体格に応じた基準値）を含めた腎機能の検査，凝固能の確認，血液検査・腹部超音波検査・胸部X線・体重変化などでの循環血漿量の評価が必要である．血圧測定については，適切なサイズのマンシェットの選択が必要なこと，年齢や体格により正常値が異なり，成人での高血圧の感覚で評価を行うと過小評価になってしまうことが注意点である．米国小児科学会での年齢ごとの血圧表（**表1**）を示すので確認することを勧める．

● 肝性

　黄疸，口臭，発熱，食思不振，腹痛の病歴，脂肪肝も含めた既知の肝臓疾患の有無，乳幼児であれば易刺激性や何となく元気がないなども症状のことがある．意識状態の評価，眼球結膜や皮膚の黄染，腹部所見の確認を行う．尿検査での蛋

表1 小児の血圧の基準値

年齢(歳)	男児(mmHg)			女児(mmHg)		
	中央値	Stage 1	Stage 2	中央値	Stage 1	Stage 2
1	86/41	103/55	115/67	86/43	103/60	115/72
2	89/44	106/59	118/71	89/48	106/64	118/76
3	90/47	107/62	119/74	90/50	108/66	120/78
4	92/50	108/66	120/78	92/53	109/69	121/81
5	95/53	110/69	122/81	93/55	110/71	122/83
6	95/56	111/71	123/83	94/56	111/72	123/84
7	97/58	112/73	124/85	94/57	112/73	124/85
8	98/59	114/74	126/86	97/59	113/74	125/86
9	99/60	115/76	127/88	98/60	114/75	126/87
10	100/62	116/77	128/89	99/60	116/76	128/88
11	102/63	118/78	130/90	102/61	118/77	130/89
12	104/62	121/78	133/90	105/62	122/78	134/90
13	108/62	125/78	137/90	107/62	124/79	136/91
14	111/64	130/81	142/93	108/65	125/80	137/92
15	113/65	132/83	144/95	108/65	126/81	138/93

Stage 1：95 パーセンタイル値．Stage 2：95 パーセンタイル値＋12 mmHg．
① 神経学的異常や心不全徴候などの症状を認め，かつ Stage 2 以上の高血圧を認める場合，② 95 パーセンタイルの高血圧から 30 mmHg 以上の上昇，または青年期に 180/120 mmHg 以上の高血圧を認める場合，には降圧治療を含めた集中治療管理が必要である．
〔Flynn JT, et al: Clinical practice guideline for screening and management of high blood pressure in children and adolescents. Pediatrics 140(3): e20171904, 2017 より〕

白尿の否定，腹部超音波検査での肝臓・腹水の確認などが診断に有用である．また血液検査では肝機能検査に加え，アンモニア，血糖，電解質，凝固機能検査などは介入可能な検査としてすべきである．

　そもそも肝不全にまで至る症例は少ないが，原因としてはウイルス性肝炎が多い．肝炎ウイルスのみではなく，EB ウイルス，単純ヘルペスウイルス，アデノウイルスなどの肝炎もある．輸血を行うことで抗体の確認ができなくなってしまうため，輸血前の血清保存をしておく．また，アセトアミノフェンやフェニトイン・バルプロ酸などの肝毒性のある薬物も原因になりうる．よりまれではあるが，Wilson 病，尿素サイクル異常，ミトコンドリア病などの代謝疾患も小児では除外すべき疾患であり，血糖・血液ガス・アンモニア・尿検査の採取は行う．

高アンモニア血症を認める際には急性血液浄化療法の適応となることがあり，高次医療機関への搬送も考慮すべきである．

● その他

甲状腺機能低下症を考え甲状腺機能の確認，下痢症状を伴えば蛋白漏出性胃腸症も考えられるため，好酸球数や血清 IgE の上昇などを確認する．また本邦でみられることは少ないが，蛋白質摂取不足によるクワシオルコルも，全身性浮腫をきたす．血液検査ではマグネシウムや亜鉛など微量元素の低下の確認も必要であり，不適切な養育も考え入院での対応が必要である．

3 限局性の浮腫

多くの場合緊急性はないため，慎重な経過観察や入院適応が必要なものを記す．口唇・舌を含めた顔面の浮腫は喉頭の浮腫をきたす可能性があるため，経過観察か，帰宅させる場合も受診の目安の指示が必要である．また全身性浮腫の初期段階である可能性もあるため，眼瞼周囲や陰部など浮腫をきたしやすい部位の観察も行い，全身性浮腫が疑われれば 2 の項目に沿って考える．

純粋に限局性浮腫と考えられれば，腫瘍やリンパ腫脹による静脈閉塞や深部静脈血栓症，発熱も認めれば川崎病の四肢の浮腫や蜂窩織炎などの鑑別を考え，入院適応を判断する．

診断へのアプローチ

● 深部静脈血栓症

成人と比較し発症率は低いが，アンチトロンビンⅢやプロテイン S/C の欠損症など先天性血栓性素因をもっていることが多い．検索としては血管超音波検査での血栓の確認や，血液検査での D ダイマーの上昇などを確認する．

● 腫瘍による静脈閉塞

oncologic emergency としての上大静脈症候群での浮腫や，腹腔内腫瘤による下肢の浮腫などが考えられる．顔面の浮腫では胸部 X 線の縦隔腫瘍やリンパ節腫脹の確認，下腿であれば腹腔内腫瘍の確認などでスクリーニングを行う．

● 発熱を認める末梢浮腫

手足の浮腫であればその他の川崎病症状を確認し，病日も考慮し入院加療が必

要となるか検討する．蜂窩織炎であれば，早期乳児までは抗菌薬の吸収も担保されないため入院での治療を勧める．また，眼周囲の蜂窩織炎は必要であれば頭部CTなどで眼窩内蜂窩織炎の評価を行い，入院加療が必要となる．

🚩 帰してもよい浮腫

　基本的には全身性の浮腫は帰してはいけない．帰せる浮腫としては，① 限局性の浮腫で，② バイタルサインやPAT（pediatric assessment triangle）に異常がなく，③ 静脈閉塞をきたしていないものと考える．しかし浮腫が徐々に増悪することもあるため，帰宅する際には呼吸困難感や呼吸窮迫が出現する場合は必ず受診するように理解してもらう必要がある．

■参考文献
1）Evaluation and management of edema in children. UpToDate® ＜2018年3月最終確認．やはりよくまとまっている二次文献＞
2）Pomeranz AJ, et al: Chapter34 Edema. Pediatric decision-making strategies, 2nd ed. pp126-129, Saunders, 2015. ＜症候をどのように鑑別していくかをわかりやすくまとめてくれている実臨床向きの本＞
3）Flynn JT, et al: Clinical practice guideline for screening and management of high blood pressure in children and adolescents. Pediatrics 140(3): e20171904, 2017. ＜小児の血圧についてのAAPのガイドライン．高血圧の定義やマンシェットの選択法なども記載されている＞

〈小川優一〉

3歳女児，浮腫

むくみは強くないけれど

症例 24

症　例

「朝からぐったりしています．起きたら目が腫れていました．ずっと元気がなく，むくみがとれなくて心配です」

外来での経過

　生来健康な3歳の女児．入院2日前にワクチンを接種した．入院前日は朝からぐったりしており，上眼瞼の浮腫を認めたため近医を受診した．

　近医受診時は両上眼瞼浮腫と軽度の下腿浮腫（）を認め，体温36.4℃，心拍数110/分，血圧93/60 mmHg，呼吸数24/分，SpO₂ 100%，CRT 1秒であった．尿検査は尿蛋白4＋，潜血2＋であり，血液検査は，Hb 12.3 g/dL，Alb 2.4 g/dL，Cr 0.46 mg/dL，Na 133 mEq/L，K 5.3 mEq/L，Cl 107 mEq/L，Ca 7.7 mg/dL，iP 6.2 mg/dL，T-chol 327 mg/dLであった．

　浮腫は軽度であり（1か月前と比較した体重の変化は＋1 kg），経口摂取も保たれているため，近医を受診した翌日に当院紹介の方針となった．

鑑別診断　急性糸球体腎炎，薬剤性浮腫

　近医受診後から経口摂取不良となり，嘔吐も認めるようになっていた．当院来院時，尿量は減っていたが，前日と比較して浮腫の増悪や体重の変化はなく，血圧102/60 mmHg，心拍数120/分と正常範囲内であった．当院での尿検査は，尿比重＞1.035，尿蛋白4＋，潜血2＋，尿蛋白/Cr比27.1 g/g・Cr，RBC 1〜4/HPF，血液検査はHb 14.2 g/dL，Alb 1.9 g/dL，BUN 67.6 mg/dL，Cr 1.0 mg/dL，Na 128 mEq/L，K 6.9 mEq/L，IgG 284 mg/dL，C3 135 mg/dL，C4 18 mg/dLであり，急性腎障害を合併したネフローゼ症候群と診断し，緊急入院となった．

入院後の経過

入院後よりネフローゼ症候群の治療としてプレドニゾロンを開始した．血液濃縮所見，腎機能障害増悪，低ナトリウム血症，高カリウム血症を認め，血管内脱水に伴う急性腎障害（腎前性腎不全）を想定しアルブミン投与ならびに輸液を行った．入院2日目に血液検査や超音波検査上，循環血漿量低下の所見は改善（Hb 12.1 g/dL）したが，腎機能障害（Cr 1.43 mg/dL）と低ナトリウム血症（Na 118 mEq/L）は進行し，ネフローゼ症候群による急性腎障害（腎性腎不全）と判断した．アルブミン，利尿薬（フロセミド），イオン交換樹脂（ポリスチレンスルホン酸カルシウム）の投与を行った．入院3日目にはBUN 104.0 mg/dL，Cr 1.60 mg/dLとなったが，ネフローゼ症候群の病勢の改善とともに検査所見も軽快し，ステロイド治療開始後12日目にネフローゼ症候群が寛解，19日目に腎機能が正常化した．

最終診断　急性腎障害を合併したネフローゼ症候群

チェックポイント

- **軽度の浮腫でもネフローゼ症候群を鑑別に挙げる**

ネフローゼ症候群*は多量の蛋白尿によって，低蛋白血症と全身性の浮腫が起こる疾患の総称である．本邦では1年間に小児10万人当たり6.5人が発症するとされている．小児ネフローゼ症候群の約90％は原因不明な特発性ネフローゼ症候群である．

初発症状としては全身の浮腫や尿量減少を多く認める．典型的には全身に急激な浮腫をきたすが，症状が軽微で学校検尿で見つかる例もある．本症例も両上眼瞼の浮腫が中心で，下腿の浮腫などは軽度であった．このように限局性の浮腫に近い症例の場合，ネフローゼ症候群を鑑別として挙げるのは難しいが，浮腫が持続する場合は，体重の変化や尿量，血圧や心拍数を確認し，尿検査を行うことが

---

* **ネフローゼ症候群の定義**：高度蛋白尿（夜間蓄尿で 40 mg/時/m² 以上）または早朝尿で尿蛋白クレアチニン比 2.0 g/g・Cr 以上，かつ低アルブミン血症（血清 Alb 2.5 g/dL 以下）．

重要である．

また，本症例は補体価正常，尿沈渣赤血球陰性であり，急性糸球体腎炎は否定的と考えられる．

● ネフローゼ症候群には重篤な合併症がある

ネフローゼ症候群は低蛋白血症に伴い，胸水や腹水の貯留，有効循環血漿量低下による脱水やショック，腸管浮腫や血流低下による腹痛，下痢や嘔吐，食欲低下といった腹部症状などを呈する．また，これら浮腫に伴う症状の他に，急性腎障害，感染症，血栓症などの重篤な合併症も認める．

ネフローゼ症候群に伴う腎機能障害の合併頻度は24％と高く，脱水（腎前性の要素）や高度蛋白尿により形成された尿細管の蛋白塞栓など（腎性の要素）が原因と考えられている．当院の症例の要約では，急性腎障害を合併した42例のうち9例が腎前性，33例（約80％）が腎性と考えられる所見であった．本症例は腎機能障害と高カリウム血症（K 6.9 mEq/L）を認め，循環血漿量の管理と食事制限，イオン交換樹脂や利尿薬での治療を要した．尿検査でネフローゼ症候群を疑った場合，血液検査で必ず評価しなければならない合併症であり，また管理方針が異なるため腎性と腎前性の見極めも重要となる（以下に詳細を記載する）．

感染症としては，血清IgG低下やステロイドや免疫抑制薬の内服により免疫力が低下するため，腹膜炎，気道感染，尿路感染症，蜂窩織炎などの細菌感染をきたす．また，凝固障害のみならず，血液濃縮や感染，浮腫による運動制限のため血栓症をきたすことがある．

● 小児の腎機能障害を見逃さない

小児は成人と比較してクレアチニン（Cr）の基準値が低く，成長に伴う筋肉量の増加により血清クレアチニン基準値が年齢，性別によって大きく異なるため，腎機能障害が見逃されやすい傾向にある．本症例の初回の血液検査で認めたCr 0.46 mg/dLは，年齢に比し高値であり，腎機能障害の進行に注意する必要がある．日ごろから小児のクレアチニンの基準値を意識することが重要である（**表1**）．

表1　小児の血清クレアチニン基準値（mg/dL）

- 生後3か月以上12歳未満（男女共通）

年齢	2.5パーセンタイル	50パーセンタイル	97.5パーセンタイル
3〜5か月	0.14	0.20	0.26
6〜8か月	0.14	0.22	0.31
9〜11か月	0.14	0.22	0.34
1歳	0.16	0.23	0.32
2歳	0.17	0.24	0.37
3歳	0.21	0.27	0.37
4歳	0.20	0.30	0.40
5歳	0.25	0.34	0.45
6歳	0.25	0.34	0.48
7歳	0.28	0.37	0.49
8歳	0.29	0.40	0.53
9歳	0.34	0.41	0.51
10歳	0.30	0.41	0.57
11歳	0.35	0.45	0.58

- 12歳以上17歳未満（男女別）

年齢	2.5パーセンタイル		50パーセンタイル		97.5パーセンタイル	
	男児	女児	男児	女児	男児	女児
12歳	0.40	0.40	0.53	0.52	0.61	0.66
13歳	0.42	0.41	0.59	0.53	0.80	0.69
14歳	0.54	0.46	0.65	0.58	0.96	0.71
15歳	0.48	0.47	0.68	0.56	0.93	0.72
16歳	0.62	0.51	0.73	0.59	0.96	0.74

基準値は，中央値を中心に95％の範囲で下限（2.5パーセンタイル）から上限（97.5パーセンタイル）までとした．
〔Uemura O, et al: Age, gender, and body length effects on reference serum creatinine levels determined by an enzymatic method in Japanese children: a multicenter study. Clin Exp Nephrol 15(5): 694-699, 2011 より〕

◉ ネフローゼ症候群は有効循環血漿量を評価することが重要である

　ネフローゼ症候群は，副腎皮質ステロイドによる治療を行う．しかし，ステロイド治療が奏効してくるまでには時間を要するため，全身状態の管理のために補助療法が必要になることがある．小児では有効循環血漿量低下により循環不全をきたしやすいが，体液量過剰による症状を認めることもある．そのため，可能な

限り正確に有効循環血漿量を評価することが重要である．有効循環血漿量は，身体所見，バイタルサインともに，血液検査(ヘモグロビンやヘマトクリットなどによる血液の濃縮の評価)，胸部X線，胸腹部超音波検査での下大静脈径などを用いて評価する．これらの評価をしたうえで，輸液やアルブミン投与，利尿薬の適応を判断する．

　本症例は，腹部症状や低ナトリウム血症をきたしたため，アルブミン投与が必要であったが，腎機能障害を認めており，アルブミン投与により高血圧や肺水腫など溢水をきたす可能性もある．こまめな循環血漿量評価が必要である．

TIPS

- 軽度の浮腫でもネフローゼ症候群を鑑別に挙げる
- ネフローゼ症候群は浮腫に伴う症状に加え，重篤な合併症がある
- 小児の腎機能障害を見逃さない

■参考文献
1) 日本小児腎臓病学会：小児特発性ネフローゼ症候群診療ガイドライン2013．診断と治療社，2012．＜わが国の小児特発性ネフローゼ症候群診療ガイドライン＞
2) 日本小児腎臓病学会：小児腎臓病学．診断と治療社，2012．＜小児腎臓病学の教科書＞
3) Uemura O, et al: Age, gender, and body length effects on reference serum creatinine levels determined by an enzymatic method in Japanese children: a multicenter study. Clin Exp Nephrol 15(5): 694-699, 2011. ＜日本人小児のクレアチニン基準値を示している＞
4) Kikunaga K, et al: High incidence of idiopathic nephrotic syndrome in East Asian children: a nationwide survey in Japan (JP-SHINE study). Clin Exp Nephrol 21(4): 651-657, 2017. ＜日本人小児の特発性ネフローゼ症候群の疫学研究＞
5) Sato M, et al: High incidence of severe acute kidney injury in the first onset of idiopathic nephrotic syndrome in children: a nationwide survey in Japan (JP-SHINE Study). 13 th Asian Congress of Pediatric Nephrology, 2017. ＜日本人小児の特発性ネフローゼ症候群の疫学研究＞

（菊永佳織・濱田　陸）

皮疹

症状総論⑮

> **安易に帰してはいけない皮疹**
> 1. 見た目とバイタルサインの異常を認める
> 2. 紫斑がある
> 3. びらんや粘膜障害がある

1 見た目とバイタルサインの異常を認める

　バイタルサイン，病歴，身体所見をもとに診断・治療を行っていくのはいかなる診療のときも同様で，皮疹が主訴であっても変わらない．留意しなければいけないのは，皮膚所見に目を奪われてしまい，バイタルサインやPATの確認を怠ってはいけないということである．バイタルサインの乱れが生じている，もしくはPATでの評価で重症と判断される場合には，治療介入を開始しながら診察をしなければいけない．

◀診断へのアプローチ▶

　皮疹を呈する疾患の中で，PATおよびバイタルサインなど生理学的徴候に影響を及ぼす疾患として代表的な例は敗血症，アナフィラキシー，中毒性表皮壊死症（TEN），トキシックショック症候群などになるが，どの疾患においても気道（A），呼吸（B），循環（C），意識（D）に影響を与える可能性がある．

　また，皮疹はさまざまな感染症に随伴して生じることが多く，原疾患の状態によっては生理学的徴候に影響を及ぼしうる．下記に続くとおり，緊急性を要する疾患の皮疹自体の観察ポイントは多くはない．しかし，皮疹がさまざまな疾患の随伴症状として出現するため，患者の状態を示す生理学的徴候は大きな意味をも

つ．皮疹自体は危険な徴候ではないが，バイタルサインの異常や PAT の異常を伴う場合は介入を要すると思わなければいけない．

● **気道(A)の異常**

吸気性喘鳴，嗄声，口腔内出血など．

→皮疹とともに出現する上気道狭窄で頻度の高い疾患はアナフィラキシーである．アドレナリン筋注の適応となるか判断を要する．敗血症など全身状態不良時に生じる上気道狭窄と同様に即時の対応が必要である．

● **呼吸(B)の異常**

頻呼吸，呼気性喘鳴，SpO_2 低下など．

→呼吸状態に影響を及ぼす疾患として皮疹を伴うものは，上記同様アナフィラキシーに注意が必要である．一方，ウイルス感染症に伴う紅斑や丘疹であったとしても，原疾患の状態によっては呼吸状態の悪化を招く場合がある．皮疹にのみとらわれてはいけない．

● **循環(C)の異常**

頻脈，CRT 延長，血圧低下など．

→循環に影響が及ぶ疾患は，重症であることが多い．敗血症，アナフィラキシー，TEN などが挙げられるが，いずれも早期の介入を要する疾患である．また呼吸の異常と同様に，原疾患の状態によっては循環の異常をきたしうる．

*

ABC の順番に介入し安定化が必要であるが，皮疹を呈する疾患で特徴的な介入としてアナフィラキシーへの対応がある．アドレナリン筋注が必要な症例に対して早期に行うために，皮疹にとらわれず生理学的徴候からアプローチすることが重要となる．

2 紫斑がある

紫斑に遭遇したときには，警戒しなければいけない．紫斑は致死的な疾患の徴候である可能性がある(外傷による紫斑でも虐待の可能性を考慮しなければいけない)．紫斑は皮下もしくはさらに深部の出血斑で，圧迫にて消退しない．止血・凝固系異常に伴い発症する場合が多く，その原疾患はしばしば致死的または入院を要する疾患となる．

◀診断へのアプローチ▶

　紫斑に関しても病歴や身体所見については一般的なアプローチと大きくは変わらない．病歴，身体所見，検査所見の情報をもとに診断・治療方針の決定を行うが，バイタルサイン，PAT不良のときには蘇生処置を開始しながらの診療となることも同様である．

● 病歴・身体所見

　発熱の有無，年齢，性別，発症様式，既往歴，以前の出血傾向の有無，家族歴，ヒト・動物との接触歴，海外渡航歴，投薬歴と，一般的な病歴聴取と大きく変わらない．紫斑を呈する疾患の病歴および身体所見からの鑑別を示す（**表1，2**）．

● 検査

　紫斑は止血凝固系の異常に伴い出現することが多く，検査も血小板数や凝固能の検査が主となる．紫斑を診察したときに明らかな外傷歴など原因がはっきりしない場合には，血液検査まで施行することが必要である．血小板数，凝固能などからの鑑別をフローチャートに示す（**図1**）．

3 びらんや粘膜障害がある

　日常診療で遭遇する皮疹の多くは紅斑を伴う．紅斑は，真皮乳頭層の血管拡張・充血による紅色の斑状の皮疹であり，血管内に充満する赤血球のヘモグロビンの色調を反映する．同部位の炎症を起こす感染，血管炎，自己免疫疾患，腫瘍，アレルギーなどが原因となるが，原因が判明しないことも多い．遭遇頻度の高さや非特異的な症状，鑑別も多岐にわたるため，red flagを認識しづらい症候である．その中でも，見逃してはいけない所見として，びらんを伴う紅斑，粘膜疹の存在が挙げられる．

◀診断へのアプローチ▶

　バイタルサイン，病歴，身体所見をもとに診断・治療を行っていくのはどんな診療でも同様である．紅斑の場合は遭遇頻度の高さや，広範囲に及ぶと視覚情報の多くを占めてしまい，より皮疹にのみに目が行きがちであるが，1で述べたとおり生理学的徴候をまず把握し，介入を要するかを判断することが重要である（**図2**）．

表1 紫斑を呈する疾患の病歴からの鑑別

	病歴	鑑別疾患
発症年齢	出生後早期	子宮内感染 特発性血小板減少性紫斑病合併妊娠 全身性エリテマトーデス合併妊娠 妊娠中の内服 血小板減少橈側列無形成(TAR)症候群 先天性無巨核球性血小板減少症
	2〜4歳	特発性血小板減少性紫斑病
	4〜7歳	IgA血管炎
発症様式	急性	特発性血小板減少性紫斑病 IgA血管炎 機械的刺激
	慢性	血小板,凝固異常
出血部位	粘膜出血	血小板減少 von Willebrand病
	筋内出血もしくは関節内出血	血友病
随伴症状	腹痛,血便,関節痛	IgA血管炎
	活気低下,発熱,骨痛	白血病
	間欠的発熱,筋骨格系の徴候	全身性エリテマトーデス
	活気低下,多尿,多飲,成長障害	尿毒症
	紫斑以外の徴候なし	特発性血小板減少性紫斑病
薬剤歴	アルキル化薬剤	血小板減少
	抗脂質薬	血小板減少
既往	先行するウイルス感染, 特に上気道感染	特発性血小板減少性紫斑病 IgA血管炎
	全身性エリテマトーデス	全身性エリテマトーデス
	肝疾患	肝硬変,慢性肝炎
	腎疾患	慢性腎不全
家族歴	von Willebrand病	von Willebrand病
	血小板減少橈側列無形成(TAR)症候群	血小板減少橈側列無形成(TAR)症候群
	Wiskott-Aldrich症候群	Wiskott-Aldrich症候群
周産期	特発性血小板減少性紫斑病合併妊娠	自己免疫性血小板減少症
	全身性エリテマトーデス合併妊娠	自己免疫性血小板減少症

〔Leung AK, et al: Evaluating the child with purpura. Am Fam Physician 64(3): 419-428, 2001 より改変〕

表2 紫斑を呈する疾患の身体所見からの鑑別

	身体所見	鑑別疾患
全身状態	発育不全	慢性疾患
	発熱	感染
	高血圧	慢性腎不全 ANCA関連血管炎
紫斑の特徴	下肢	IgA血管炎
	手掌，足底	リケッチア感染
	触知可能	血管炎
随伴症状	関節炎，腹部圧痛，浮腫，陰嚢腫脹	IgA血管炎
	蝶形紅斑，関節炎	全身性エリテマトーデス
	リンパ節腫脹	感染，薬剤性，悪性腫瘍
	黄疸，くも状血管腫，手掌紅斑，肝脾腫	肝疾患
	活気低下，骨痛，肝脾腫，リンパ節腫脹	白血病
	骨格異常	血小板減少橈側列無形成(TAR)症候群 Fanconi症候群
	カフェオレ斑，低身長	Fanconi症候群
	毛細血管拡張	遺伝性出血性毛細血管拡張症
	皮膚の超弾性，関節の過剰運動性	Ehlers-Danlos症候群

〔Leung AK, et al: Evaluating the child with purpura. Am Fam Physician 64(3): 419-428, 2001より改変〕

● **病歴**

発熱の有無，発熱と皮疹の関係，前駆症状，予防接種歴，ヒト・動物との接触歴，海外渡航歴，投薬歴などの他，発疹の初発部位，進展様式，最初の形態，治療を受けたかどうかを確認する．

● **身体所見**

紅斑と，① 発熱の有無，② 粘膜疹の有無，③ びらんを伴うか否か，になる．粘膜疹の有無は鑑別に必要なポイントであるので眼，口腔内，陰部など粘膜疹が出現する部位の観察は十分に行うようにする．びらんを伴う場合は，Nikolsky現象も上記疾患の鑑別に用いると有用となることがある．乳児などでは疼痛があり非常に不機嫌となるので，診察時に注意をする．

● **検査**

紅斑を呈する疾患のほとんどは臨床診断になり，病歴および身体所見が最も重要である．

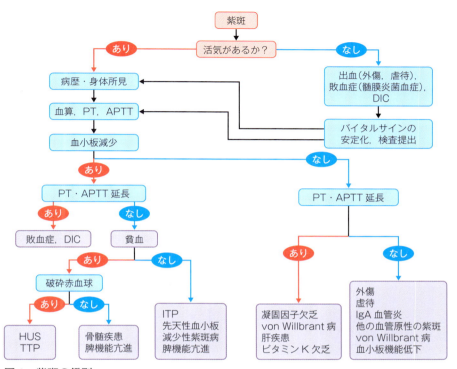

図1　紫斑の鑑別
DIC：播種性血管内凝固，HUS：溶血性尿毒症症候群，TTP：血栓性血小板減少性紫斑病，ITP：特発性血小板減少性紫斑病．
〔Leung AK, et al: Evaluating the child with purpura. Am Fam Physician 64(3): 419-428, 2001 より改変〕

🚩 帰してもよい皮疹

　全身状態が良好で 2 3 に示す所見を認めない場合，介入を要さない皮疹と判断し帰宅させてもよい．初診時には皮疹の性状から診断に至らないことは多く，再診するべきタイミングを保護者と共有するべきである．
　また，帰宅する際には，公衆衛生上問題となる皮疹を呈する疾患に注意が必要である．水痘，麻疹など空気感染する疾患はもちろんのこと，飛沫感染するウイルス感染においても同様である．そのため，皮疹の診察だけで患者の診察を終えてはならない．

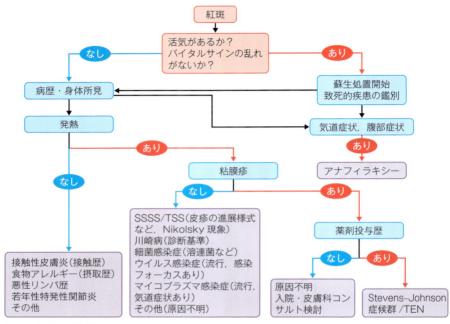

図2　紅斑の鑑別
SSSS：ブドウ球菌性熱傷様皮膚症候群，TSS：トキシックショック症候群，
TEN：中毒性表皮壊死症候群．
〔朱田博聖：小児救急で診る皮疹．ER magazine 11（2）：233-240，2014 より〕

■参考文献
1）McMahon PJ: Chapter 60 Rash: Atopic Dermatitis, Contact Dermatitis, Scabies and Erythroderma. In: Shaw KN, et al（ed）: Fleisher & Ludwig's textbook of pediatric emergency medicine, 7 th ed. Lippincott Williams & Wilkins, pp406-450, 2016.＜米国の小児救急の教科書．症候学が主とした内容となっており皮疹内容も充実している＞
2）Leung AK, et al: Evaluating the child with purpura. Am Fam Physician 64（3）: 419-428, 2001.＜小児の紫斑に対する対応がまとまっている文献＞
3）日本アレルギー学会：アナフィラキシーガイドライン．2014．https://anaphylaxis-guideline.jp/pdf/anaphylaxis_guideline.PDF（2018年3月最終確認）＜本邦におけるアナフィラキシーのガイドライン＞
4）朱田博聖：小児救急で診る皮疹．ER magazine 11（2）：233-240，2014．＜救急外来で診察する場合に，緊急度の高い皮疹を見逃さないための内容＞

（朱田博聖）

3歳女児．発熱＋皮疹

具合の悪くなる皮疹

症例

「近くのクリニックで薬疹かもしれないと言われクラリスロマイシンをやめましたが，熱が上がって変な行動をとるようになりました．吐いてもいます」

外来での経過

3歳の女児．数日前から湿性咳嗽が続き，近医クリニックで風邪の診断を受け，クラリスロマイシンと鎮咳去痰薬を処方された．その3日後に体幹に皮疹が出現し，クリニックを再診した．薬疹が疑われ，クラリスロマイシンが中止された．

鑑別診断 薬疹

その翌日，40℃に発熱し，皮疹が赤くなった．発熱2日目，母親が目の前にいるのに，母親を探すような行動をとったり，食べていないのにものを食べているような口の動かし方をしたりと変な行動をとるようになった．呼びかけなどにきちんと反応する時間帯もあった．発熱3日目に嘔吐を繰り返すようになり，寝ていたかと思えば，興奮して暴れるようになったため，前医の総合病院を受診した．前医受診時，意識レベルの低下（ 1 ）があり，胸部の聴診で右呼吸音の減弱を認めた．胸部X線では右側に胸水が著明に貯留していた．膿胸や肺炎に伴う胸水貯留が考えられ，当院に搬送された．

当院到着時，体温38.9℃，心拍数194/分，呼吸数37/分，SpO_2 97％（O_2 10Lリザーバー），血圧は測定不能であったが，橈骨動脈は触知できた．不穏で落ち着かなく，心雑音は聴取しなかった．呼吸音は右胸部で減弱し，継続性ラ音を聴取した．結膜・口唇・粘膜の発赤やびらんはなく，体幹と四肢に発赤を認めた．

入院後の経過

　PICUに入院し，人工呼吸管理となった．右胸腔のドレナージを開始し，胸水の一部を細菌検査と一般検査に提出した．胸水のグラム染色では，多数の白血球と少数のブドウ房状のグラム陽性球菌を認めた．胸水の検査結果は，細胞数 5,925/μL，多核球数 5,825/μL，総蛋白 4.4 g/dL，Alb 2.4 g/dL，LDH 4,084 IU/L であった．血液検査では，WBC 24,920/μL，Hb 12.4 g/dL，Ht 36.1％，Plt 26.4×10⁴/μL，BUN 21.7 mg/dL，Cr 0.52 mg/dL，CK 2,288 IU/L，AST 67 IU/L，ALT 27 IU/L，LDH 607 IU/L，CRP 29.1 mg/dL であった．入院後から，血圧の低下（ 1 ）を認め，カテコールアミンが開始された．意識障害があり，腰椎穿刺が考慮されたが，全身状態が悪くて行えなかった．中枢神経感染症の可能性も考え，バンコマイシンとセフトリアキソンを髄膜炎治療量で開始した．

　入院翌日，状態が少し落ち着いたため，腰椎穿刺を行った．髄液細胞数は増加していなかった．髄液培養も提出されたが，細菌は検出されなかった．胸水培養では黄色ブドウ球菌が検出された．培養結果と発熱，皮疹，血圧低下，臓器障害といった臨床所見も合わせ，トキシックショック症候群（toxic shock syndrome）と診断した（**表1**）．

　入院3日目，黄色ブドウ球菌は methicillin-resistant *Staphylococcus aureus*（MRSA）と判明し，セフトリアキソンを中止し，バンコマイシン単剤での加療を継続した．翌日には循環動態は安定し，カテコールアミンを中止した．その後，抜管でき，入院14日目には胸水貯留がなくなり，胸腔ドレーンを抜去した．一般病棟に転棟し，入院21日目にバンコマイシンを終了，翌日に退院した．

最終診断　トキシックショック症候群＋膿胸

チェックポイント

● **トキシックショック症候群**
　トキシックショック症候群は黄色ブドウ球菌もしくは溶連菌の外毒素が引き起

表1　ブドウ球菌トキシックショック症候群の臨床基準

臨床基準	● 発熱：38.9℃以上 ● 皮疹：びまん性斑状紅斑 ● 落屑：発症後1～2週間で生じる ● 低血圧：成人；収縮期血圧90 mmHg以下，16歳未満；年齢別に5パーセンタイル未満 ● 多臓器障害（以下の臓器系で3か所以上） 　・消化器：発症時の嘔吐または下痢 　・筋：激しい筋痛またはCK＞正常上限の2倍 　・粘膜：腟，口腔咽頭粘膜または結膜の充血 　・腎：BUNまたはCr＞正常上限の2倍または尿路感染症を伴わない膿尿（尿中WBC＞5/HPF） 　・肝：血清ビリルビン，ASTまたはALT＞正常上限の2倍 　・血液：Plt＜100,000/μL 　・中枢神経系：見当識障害または意識障害．発熱や低血圧がなければ，神経巣症状はない
検査基準	● 実施していれば以下の検査で陰性を確認 　・血液培養または髄液培養（血液培養では黄色ブドウ球菌が検出されてもよい） 　・ロッキー山紅斑熱，レプトスピラ症または麻疹に対する血清検査

● 確診例：検査基準を満たし，落屑が起こる前に患者が死亡しない限り，落屑を含む上記の5つの臨床基準のすべてを満たす．
● 可能性例：検査基準を満たし，上記の5つの臨床基準のうちの4つを満たす．
(CDC：Toxic Shock Syndrome 2011 Case Definitionより)

こす疾患である．黄色ブドウ球菌によるトキシックショック症候群の原因となる主な外毒素はtoxic shock syndrome toxin-1（TSST-1）とstaphylococcal enterotoxin（SE）である．本症例では後に，胸水中のMRSAからSEを検出した．

SEは黄色ブドウ球菌による食中毒の原因毒素として発見された．SEは抗原型の違いにより，さらに細分化され，アルファベットで表記する．現在では20種類以上のSEが発見されている[*1]．

トキシックショック症候群では発熱，血圧低下，皮疹に多臓器障害（嘔吐，下痢，筋痛，意識障害，結膜充血など）といった多彩な臨床像をとる（**表1**）．これはTSST-1やSEのような外毒素が生体内でスーパー抗原として働くためであ

[*1] TSST-1は物理化学的な性質がSEと類似しているため，当初はSEFに分類された．後に消化器症状を引き起こさないことがわかり，TSST-1に再分類された．そのため，SEFは現在欠番となっている．

る．スーパー抗原は通常の抗原と比べ，より多くの膨大なT細胞を活性化する．活性化したT細胞が大量のサイトカインを産生し，全身にさまざまな症状を引き起こす．

　黄色ブドウ球菌によるトキシックショック症候群の死亡率は3％未満と低いが，溶連菌での死亡率は30～70％に上る．

　黄色ブドウ球菌によるトキシックショック症候群は，汚染されたタンポン使用との関連が歴史的に有名である．しかしタンポン使用と関連したトキシックショック症候群は減少傾向にあり，タンポン使用と関連のない比率が増加している．本症例では膿胸にトキシックショック症候群を合併したが，黄色ブドウ球菌による感染症であれば，どのような疾患でも原因となりうる．

　トキシックショック症候群では本症例のように皮疹が先行し，その後に発熱し血圧が低下し重篤化する（ 1 ）ことがある．小児外来で，皮疹による受診は多く，その大半は軽度のアレルギー性，ウイルス性，化学的刺激などが原因によるもので，重症化するものは少ない．その中でトキシックショック症候群のような重症化しうる疾患を軽症の段階で拾い上げるのは困難である．原因がはっきりとしない皮疹患者に対しては，全身状態が悪化した場合はトキシックショック症候群を想起する必要がある．

● 薬疹は難しい

　水痘のように特徴的な皮疹が出る場合には診断は容易であるが，非特異的で，診断が困難な皮疹は多い．皮疹に先行して薬剤投与がある場合，薬疹の可能性は否定できず，診断を困難にする．抗菌薬や抗けいれん薬は薬疹を起こしやすい薬剤として知られており，本症例ではクラリスロマイシンの先行投与があり，薬疹が疑われた．

　抗菌薬の薬疹についてはいくつか研究があり，以前にペニシリンアレルギーと診断された患者のほとんどが実はペニシリンアレルギーではなかったという報告が複数ある．いかに薬疹の否定が難しく，誤診されているかがわかる．

　初めて投与する薬剤による薬疹を予防する効果的な方法はなく，不要な薬剤を使わないようにするくらいしか手がない．先行薬剤がなければ，薬疹を鑑別に挙げる必要がなく，薬疹かどうかで悩む必要がない．抗菌薬をはじめとした薬剤の適切な使用が望まれる．

表2　薬剤耐性対策アクションプランの成果指標

❶		2020年の肺炎球菌のペニシリン耐性率を15%以下に低下させる
❷	〃	黄色ブドウ球菌のメチシリン耐性率を20%以下に低下させる
❸	〃	大腸菌のフルオロキノロン耐性率を25%以下に低下させる
❹	〃	緑膿菌のカルバペネム(イミペネム)耐性率を10%以下に低下させる
❺	〃	大腸菌および肺炎桿菌のカルバペネム耐性率0.2%以下を維持する
❻	〃	人口1,000人あたりの1日抗菌薬使用量を2013年の水準の2/3に減少させる
❼	〃	経口セファロスポリン系・フルオロキノロン系・マクロライド系抗菌薬の人口1,000人あたりの1日使用量を2013年の水準から50%削減する
❽	〃	人口1,000人あたりの1日静注抗菌薬使用量を2013年の水準から20%削減する

　本症例でのクラリスロマイシンの使用が適切であったかの判断は難しいが，一般論として本邦ではクラリスロマイシンをはじめとするマクロライド系抗菌薬の処方頻度が諸外国と比べ高い．抗菌薬の使用量を本邦と欧州で比較すると，本邦ではマクロライド系抗菌薬の占める割合が高く，使用量の約3割を占める[*2]．本邦でマクロライド系抗菌薬の処方量が多い理由の1つに，咳や鼻汁に対しての安易な処方が多いことが挙げられる．安易なマクロライド系抗菌薬の使用は不要に耐性菌を増やす懸念があるが，そのデメリットを超えるほどの有効性があるかは疑問である．

TIPS

- トキシックショック症候群では皮疹の出現後に低血圧などが起こり，全身状態が悪化することがある
- 薬疹の診断は難しい．適切な薬剤の使用を心がけ，不要な薬剤を処方しないようにする

（村井健美）

[*2] 厚生労働省は2016年に薬剤耐性(AMR)対策アクションプランを決定した．その中で2020年までに達成するべき成果目標の1つとして，マクロライド系抗菌薬の使用量を2013年と比べ50%減少することが盛り込まれている(表2)．

7歳男児，打撲後の大腿部腫脹＋紫斑

まれな SOS を見逃さないように！

症 例

「机にぶつけただけでこんなに長く腫れが続くものでしょうか？ 元気すぎてじっとしていないので，アザはいつもどこかにできています」

外来での経過

　7歳の男児．当院受診1週間前に右大腿部を机の角にぶつけ，数時間の経過で腫れ，疼痛がひどくなったため近医整形外科を受診した．骨折は否定され，打撲による筋肉内出血の疑いで経過観察となった．その後，発熱も認めていた．大腿部所見は1週間後も持続し，背部に紫斑を認めるようになり，当院ERを受診した．

鑑別診断 骨折，筋挫傷，血友病など

　当院受診時，バイタルサインは意識清明，体温 37.4℃，心拍数 98/分，呼吸数 20/分，SpO_2 99% であった．右大腿部に腫脹，硬結，疼痛を認めた．口腔内粘膜出血あり（❸）．側腹部，背部，大腿部，手関節，足関節部に紫斑あり（❷）．肝脾腫は認めなかった．家族歴，既往歴，アレルギー，内服薬，ワクチン接種歴などに特記事項はなし．遷延する筋肉内出血，紫斑より出血傾向を疑い，精査を行った．

　検査所見は，WBC 3,830/μL（Neut 25.6%，Lym 31.3%，Mono 41.8%），RBC $183×10^4$/μL，Hb 5.2 g/dL，Ht 14.9%，Plt $1.8×10^4$/μL，Ret 49‰，PT 17.3秒，PT-INR 1.43，APTT 31.7秒，Fib 95 mg/dL，Dダイマー 66.5 μg/mL，AST 36 IU/L，ALT 18 IU/L，LDH 669 IU/L，CK 914 U/L，UN 13.7 mg/dL，Cr 0.32 mg/dL，UA 2.7 mg/dL，CRP 0.93 mg/dL，尿所見異常なし．

入院後の経過

　当院初診時の血液検査にて2系統の血球減少，凝固障害，LDHの上昇を認めた．画像検査にて積極的に整形外科的疾患を示唆する所見は認めず，凝固系検査でも血友病を示唆する所見は得られなかった．末梢血血液像で明らかな芽球（病的細胞）は認めていない．

　造血障害を評価するため骨髄検査を実施した．骨髄は過形成骨髄，巨核球は認めず，核クロマチン凝集が疎，核胞体比の大きな幼若な細胞が大多数を占めていた．精査の結果，急性前骨髄球性白血病（AML M3）の診断となった．本疾患は播種性血管内凝固症候群（DIC）を併発する頻度が高いことも知られており，血小板輸血，DIC治療を開始後，大腿部の疼痛は速やかに改善した．約1年間の入院治療を行ったあとは寛解を維持．運動も活発に行っている．

最終診断　急性前骨髄球性白血病（AML M3）＋播種性血管内凝固症候群

　本症例では骨髄検査にて診断が明らかとなった．しかし，日常診療の場ではより一般的な診察から診断へのアプローチが必要なことも多く，注意点と合わせてまとめていく．

チェックポイント

　通常の外来診療で悪性疾患に遭遇する頻度は約4万人に1人との報告がある．これは1か月に1,000人の患児の診察をする外来で3〜4年に1回の頻度となる．圧倒的に悪性疾患以外の出血傾向が多いが，その1人を見逃さないようにしたい．

　紫斑を伴う患児の診察では，随伴症状，腹部所見，リンパ節腫脹など全身状態の評価が重要になる．また血液検査のタイミングをためらわないようにする．

　小児悪性疾患の場合，早期診断は生命予後に影響しないとの報告もある（ただし神経学的予後には早期診断，早期治療介入が大切）．1回の検査で診断に至る

ことが困難なこともあり，全身状態が許せば，経時変化を追うことが必要である．その際は凝固系，網状赤血球（Ret）にも注目する．本症例の場合，末梢血の血球分画において好中球などが表示されていた．しかし，機械による血球分画が判定不能となることが多い点も，白血病を疑うポイントになる．

血友病を含め出血傾向を伴う際には，採血後に十分な止血を行わないと，皮下出血により穿刺部周囲がパンパンに腫れ上がることがある．穿刺部位にパッドを貼っただけでは止血は得られない．出血傾向を疑った際は，圧迫が容易な手背からの採血も選択肢に入れる．肘採血の場合は確実な止血の確認が重要である．出血時間検査は，患児が啼泣することで正確な情報が得られないことも多く，止血困難な場合も多いため推奨しない．

紫斑から診断へのアプローチ

● 紫斑の見た目は？

① 点状紫斑

皮膚・粘膜に直径2〜3 mm以下の出血斑．点状出血は血小板，血管壁の異常に特徴的といわれている．反対に凝固異常でみられることは少ない．

② 斑状紫斑

点状紫斑以上の大きさの出血斑．

③ 触知性紫斑

米粒大程度，わずかに隆起した浸潤の触れる紫斑が多発する．単純な皮下出血とは異なり，隆起は細胞浸潤を伴う炎症を示唆する．IgA血管炎（アレルギー性紫斑病，Henoch-Schönlein紫斑病）の関与が考えられる．

● 紫斑の原因は？

① 血小板の数的・質的異常，② 凝固・線溶系の異常，③ 血管壁・血管周囲支持組織の異常，④ その他，外傷（虐待含む）などがある．

① 血小板の異常

血小板の数的異常としてよく目にするものに，破壊亢進を原因とする特発性（免疫性）血小板減少性紫斑病（ITP）が挙げられる．幼児期以降，紫斑を主訴に受診した症例では，まず血液検査で血小板数を確認することは頻度から考えても妥当である．

脾臓は血小板をプールする働きがあり，脾腫があればプールされる血小板数が増え，血中の血小板数は減少する．再生不良性貧血，悪性疾患による造血障害でも血小板数の減少をきたす．頻度は低くなるが，粘着能，凝集能など血小板の質的異常を伴う，Bernald-Soulier 症候群，血小板無力症，Wiskott-Aldrich 症候群なども頭の片隅に置いておくことが好ましい．

② **凝固・線溶系の異常**

凝固因子の欠乏症，異常症はすべての凝固因子で認められている．なかでも一般的な疾患として血友病 A・B，von Willebrand 病があり，この 3 疾患で凝固異常症の 95% を占めている．

③ **血管壁・支持組織の異常**

IgA 血管炎，ステロイド紫斑，Ehlers-Danlos 症候群などが代表的な疾患になる．後天的なものとしては IgA 血管炎が最も頻度が高く，前述の触知性紫斑も判断材料となる．

④ **その他**

元気のよい子どもはいつも足に青アザを作っている．しかし，元気がよくても大腿部や上腕にはアザはできにくく，出血傾向を認めていても体幹には紫斑はできにくい．このような部位に，時期が異なり多発する紫斑を認めた際は，出血傾向以外に被虐待症候群も念頭に置く必要がある．

● **問診，検査のポイントは？**

問診では，患児の年齢，性別，出血傾向の初発時期，先行感染の有無，ワクチン接種歴，内服薬の確認，家族内での同様の症状の有無などを確認する．次に紫斑の形状・部位・広がり，奇形の有無，肝脾腫，リンパ節腫脹，関節腫脹などを確認する．血液検査は避けて通れない．血算に合わせて，網状赤血球，幼若血小板比率(IPF)，凝固系(PT，APTT，フィブリノゲン，D ダイマー)，尿酸，LDH なども診断の手助けになる．

また年齢から想定すべき疾患に違いが生じるのも，小児科ならではの特徴である．生後 1 週間以内の血小板減少では，ITP 母体からの出生，母児間血小板型不適合による免疫性血小板減少症などを，凝固障害ではビタミン K 欠乏症が想起される．新生児期の臍出血が特徴的な疾患としては，無フィブリノゲン血症，先天性XIII因子欠乏症などがある．乳児期では母乳栄養児の特発性ビタミン K 欠乏

表1 検査からの鑑別疾患

スクリーニング検査			末梢血, 骨髄所見, 凝固	その他	疾患
血小板	PT	APTT			
減少	正常	正常	巨核球正常〜増加	IPF増加	**免疫性血小板減少性紫斑病**
				溶血性貧血	Evans症候群
			巨核球減少	X線(橈骨)	血小板減少橈側列無形成(TAR)症候群
			芽球	LDH, UA上昇	**白血病**
			造血障害	—	**再生不良性貧血**
			巨大血小板	—	Bernard-Soulier症候群
			微小血小板	易感染性(IgM低値, IgE高値), 難治性湿疹	**Wiskott-Aldrich症候群**
			破砕赤血球	—	**溶血性尿毒症症候群** **血栓性血小板減少性紫斑病**
			—	先天奇形	先天風疹症候群
			—	脳室周囲石灰化	先天性サイトメガロウイルス感染症
			—	VIII因子・vW因子低下	血小板型von Willebrand症候群
	延長	延長	**Fib減少, FDP増加**	—	**播種性血管内凝固症候群**
			—	血管腫	**Kasabach-Merritt症候群**
正常	正常	正常	凝集能低下	—	Glanzmann血小板無力症
		延長	VIII因子, vW因子低下 VIII因子, IX因子低下	—	**von Willebrand症候群** **血友病A・B**
	延長	正常	VII因子低下	—	先天性第VII因子欠乏症
		延長	Fib減少, TT延長	—	先天性無フィブリノゲン血症
			HPT低下	PIVKA II陽性	**ビタミンK欠乏症**
	正常	正常	血管脆弱性試験 XIII因子低下	—	IgA血管炎

FDP：フィブリン分解産物, Fib：フィブリノゲン, HPT：ヘパプラスチンテスト, IPF：幼若血小板比率, TT：トロンボテスト.
頻度の高い所見, 疾患を**太字**で示す.
(高山 順：症状から診断, 治療へ. 出血傾向. 東京都立清瀬小児病院(編)：実践で役立つ小児外来診療指針. pp141-148, 永井書店, 2004 より改変)

症，はいはいをする時期以降に皮下出血が増悪する血友病などがある．幼児期ではITP，白血病，再生不良性貧血，IgA血管炎などの頻度が増加する．学童期から思春期以降になると，女子では月経過多から先天性血小板機能異常症やvon Willebrand病などがみつかることもあるため，注意が必要である．

● **血液検査にて血小板減少があったときは？**

血小板形態，凝固・線溶系などからアプローチし，追加の検査を検討していく．代表的な鑑別疾患を**表1**に示す．

小児の血小板減少症ではITPの頻度が最も高いとされているが，診断は原則除外診断となる．慢性かつ難治性ITPの中にはごくまれに遺伝性血小板減少症が混在している可能性もあり，適切な診断，治療選択のために血小板サイズの評価〔平均血小板容積（mean platelet volume：MPV）：正常9.1〜13.2 fL〕が重要となる．遺伝子診断を含めた確定診断に関しての詳細は，日本小児血液・がん学会ホームページの血小板委員会（http://www.jspho.jp/old/disease_committee/itp.html）を参照いただきたい．

TIPS

- 出血傾向には，ごくまれにではあるが悪性疾患が潜んでいる可能性がある
- 紫斑の性状，年齢から診断へのアプローチが可能なこともある
- 採血結果の確認と同じくらい止血の確認も重要と認識する

■参考文献
1）髙山 順：症状から診断，治療へ．出血傾向．東京都立清瀬小児病院（編）：実践で役立つ小児外来診療指針．pp141-148，永井書店，2004．＜出血傾向に対する外来でのアプローチについて示されている＞
2）Abe Y, et al: A simple technique to determine thrombopoiesis level using immature platelet fraction (IPF). Thromb Res 118(4): 463-469, 2006. ＜IPFの有用性について報告されている＞
3）仲舘尚也：血小板減少症．小児内科48(7)：1021-1025，2016．＜鑑別のフローチャートがまとまっている＞

（横川裕一）

症状総論⑯ 血尿

安易に帰してはいけない血尿

1. 高血圧・浮腫を伴う
2. 筋肉の症状（痛い，力が入らないなど）を伴う
3. 腎外傷を疑わせる病歴・身体所見を認める
4. 腹部に腫瘤を触れる
5. 膀胱炎症状を伴う

1 高血圧・浮腫を伴う

　他の症候と同様，血尿を主訴として受診した場合でも病歴と身体所見は有用である．さらに，尿の色調も出血源を判断する目安になり，重要な手がかりになる．色調が明るい赤色であれば膀胱を中心とした下部尿路から，麦茶からコーラのような暗い色調であれば腎臓（糸球体）由来であろうと推測することができる．また，おむつにピンクやオレンジのシミがついている場合には，尿酸塩やシュウ酸塩，内服薬が原因の可能性が考えられるなど，色調や量は情報が多く大切であり，実物や写真による色の確認を確実に行う．色調はコップやスピッツに採取したものが判断しやすい．

　腎臓（糸球体）由来の場合，感染後急性糸球体腎炎の他に，慢性糸球体腎炎やAlport症候群が感冒に伴い急性増悪したことが考えられる．感染後急性糸球体腎炎では，時に高血圧緊急症や腎機能障害を伴うことがあり，高血圧，乏尿，浮腫を認めるようであれば全身状態の評価・治療のために入院管理が必要である．

◆診断へのアプローチ◆

　バイタルサインの1つである血圧の変化（高血圧）を見逃さない．可逆性白質脳症（posterior reversible encephalopathy syndrome：PRES）の合併や高血圧緊急症としての対応が必要なこともあるため，血圧は性別・年齢・体格に合わせて的確に評価すべきである（☞p200の表1）．

　問診により判明する感染からの期間により，上気道炎から2週間前後，皮膚感染症から3～4週間後であれば溶連菌感染後急性糸球体腎炎を，発熱とほぼ同時に肉眼的血尿を認める場合にはIgA腎症やAlport症候群などの慢性糸球体腎炎の急性増悪を疑う．Alport症候群や基底膜菲薄化症候群では，過去の健診で血尿を指摘されていた病歴や，血尿の家族歴を有することが多い．

　感染後急性糸球体腎炎や全身性エリテマトーデスに伴うループス腎炎，膜性増殖性糸球体腎炎では低補体（C3）血症を伴うことが多いため，血液検査では腎機能の評価とともに，C3や抗核抗体，抗ds-DNA抗体も測定する．

2　筋肉の症状（痛い，力が入らないなど）を伴う

　尿中赤血球は，浸透圧により時間とともに溶血するため，血尿の評価には新鮮尿を用いる．潜血反応は陽性でも尿中赤血球沈渣は問題を認めない場合，筋肉痛や力が入らない，しびれるなどの筋肉の症状を伴うときには，尿の色調変化の原因が筋肉由来のミオグロビンの可能性が考えられる．発熱時や激しいスポーツの後，熱中症，一部の薬剤内服時，けいれん後などに，筋肉痛や力が入らないなどの筋肉の症状を示し，褐色尿を認めた場合にはミオグロビン尿が疑わしい．筋損傷の程度が激しい場合には横紋筋融解症候群になり，ミオグロビンによる尿細管障害によって急性腎不全の原因になる．

　ミオパチーが基礎疾患として隠れていることもあるため，全身状態回復後にCKの評価を行う．

◆診断へのアプローチ◆

　尿の色調が褐色であり，潜血反応が陽性にもかかわらず新鮮尿を検鏡しても赤血球を認められないときにはミオグロビン尿を疑う．血清は通常の色であり，溶血時に異常値を示すLDHやハプトグロビンが正常であることが，血管内溶血疾

患（溶血性尿毒症症候群，免疫介在性溶血性貧血，行軍血色素尿症候群など）との鑑別になる．

血管内溶血疾患が疑われる場合にも精査が必要である．

3 腎外傷を疑わせる病歴・身体所見を認める

小児は成人と比較して，軽度な外力で腎外傷を受けやすい．交通外傷が原因の半数を占める成人と異なり，転倒・転落が腎外傷の原因として多いのが小児の特徴であり，次にスポーツや遊びによる外傷が続く．腎臓は後腹膜腔に位置し筋膜に覆われているため，鈍的外力による外傷では自然に止血することが期待できる．出血の程度は成人に比して重度になりやすいが，腎臓を温存できる可能性が高いことが知られている．

◀ 診断へのアプローチ ▶

バイタルサイン，他の合併損傷の評価も重要である．特に交通外傷では，primary survey として ABC アプローチを滞りなく行う．初期評価としての FAST では腎外傷の感度が低いため，腎外傷を疑う場合には，外傷の程度や血管損傷，尿管損傷の有無の評価や，治療介入の必要性の評価のために，マルチスライス造影 CT を行う．

4 腹部に腫瘤を触れる

小児において頻度は低いが，腫瘍（主として Wilms 腫瘍）や囊胞（常染色体優性多発性囊胞腎［ADPKD］など）からの出血が疑わしい．

肉眼的血尿が Wilms 腫瘍発見のきっかけとなる頻度は 10％ 程度とされる．腫瘍に伴う腹痛，発熱，便秘，下痢などの症状を認めることがある．腎腫瘍のなかでは Wilms 腫瘍が圧倒的に多いが，他の尿路系腫瘍もありうるため，尿細胞診も行う．

大きくなった囊胞からの出血は，打撲などを伴わなくても生じることがある．安静による対症療法が主体だが，高血圧を合併することもあり，囊胞の原因となる疾患の評価・管理も必要になる．感染の原因になることがあり，発熱，腰痛が

続くときには二次性の感染を考慮する．

◀ 診断へのアプローチ ▶

　腹部超音波検査が診断への第一歩である．
　Wilms 腫瘍の一部では，尿道下裂などの尿路系奇形や他の部位の奇形を合併することもあり，全身の評価が必要である．ADPKD の家族歴がはっきりせず，児の精査から家族の疾病が判明することもあるため，日常的に行っている家族歴の聴取だけでは ADPKD を除外できない．

5 膀胱炎症状を伴う

　出血性膀胱炎といえばアデノウイルスが有名だが，大腸菌によるものが頻度としては最も多い．成人と同様，頻尿，排尿痛などの症状を訴えるようであれば膀胱炎が推測でき，問診で診断できることが多い．薬剤が原因になることや，免疫抑制下では特殊なウイルスが原因となることもあり，基礎疾患や内服薬も確認する．
　排尿痛のために排尿を我慢してしまうことがあり，痛みのコントロールが必要なときもある．

◀ 診断へのアプローチ ▶

　白血球沈渣を検尿で確認し，同時に尿培養を行い，抗菌薬を投与する．
　腹部超音波検査による膀胱壁の肥厚は膀胱炎に特異的であるが，膀胱内の尿充満が不十分な場合には，通常でも膀胱壁は厚めに見えるため，評価には注意が必要である．

🚩 帰してもよい血尿

　外傷歴がなく，頭痛・浮腫・筋肉痛などの症状を認めず，高血圧や腹部腫瘤を認めない肉眼的血尿であれば，外来で経過観察を行うことができる．原因が不明な場合に特発性腎出血という病名がつけられるが，その一部には後に診断がつくこと（例：肉眼的血尿が初発症状である慢性糸球体腎炎）もあり，緊急に介入が必

要な疾患を除外できた場合でも，数日後には再受診させ，経過を確認する．

　膀胱鏡で膀胱壁からの出血が証明されることがあるが，確定診断をつけるための侵襲度合いとメリットを検討する必要がある．

■参考文献
1) Amin N, et al: Hematuria. Berman's pediatric decision making, 5 th ed. pp258-261, Elsevier, 2011. ＜症候ごとに説明とともに診断までのアルゴリズム，専門科へのコンサルタントタイミングがまとめられている＞
2) 日本泌尿器科学会：CQ17 腎外傷の診療における小児と成人との相違点は？ 腎外傷診療ガイドライン 2016 年版．pp51-53, 金原出版, 2106．＜腎外傷についての CQ 形式のガイドラインであり，他の CQ では成人と小児のデータをそれぞれ分けて記載されている．学会ホームページから PDF で入手可能である＞
3) Flynn JT, et al: Clinical practice guideline for screening and management of high blood pressure in children and adolescents. Pediatrics 140: e20171904, 2017. ＜最新の小児高血圧のガイドライン．性別・年齢別身長ごとの血圧値一覧とともに，スクリーニングと管理方法を記載＞
4) 日本小児腎臓病学会：小児の検尿マニュアル．診断と治療社，2015．＜肉眼的血尿については Q4・28 に一部記載あり．顕微鏡的血尿も含め，血尿診断ガイドライン 2013 より詳しく記載されている＞

（幡谷浩史）

11歳男児．頭痛＋嘔気

頭痛や嘔気には要注意

症例

「今朝方から頭が痛いと言っており，だんだんひどくなってきたので受診しました．頭痛はひどく吐き気もありますが，それ以外の症状はなさそうです．最近は調子悪くなかったのですが，3週間前に溶連菌にかかりました．尿の色が濃くなったりむくんだりしたら受診するようにいわれていましたが，尿の見た目は変わりなさそうです」

外来での経過

11歳の男児．20日前に発熱と咽頭痛を認め近医を受診し，迅速検査陽性で溶連菌による咽頭炎と診断された．腎炎を起こすことがあるので尿の外観や浮腫に注意するように説明され，10日間の抗菌薬（アモキシシリン）内服加療を受けた．抗菌薬内服により速やかに症状は軽快し，その後は特に症状は認めずに経過していたが，受診当日未明より頭痛と嘔気が出現したため救急外来を受診した．

鑑別診断 緊張性頭痛

受診時は意識清明であったが，目のかすみと頭痛，嘔気を訴え横になりたがる様子であった．尿検査でも血尿はRBC 5～9/HPFと軽微であり，また蛋白尿は陰性であった．身体所見上は有意な浮腫を認めず，腎炎は否定的と判断した．前夜に勉強やテレビなどで夜更かししていたとのことで，緊張性頭痛と判断しアセトアミノフェンを処方し帰宅となった．しかし帰宅後に頭痛は増強し，その後けいれんを認めたため同院へ救急搬送，入院となった．

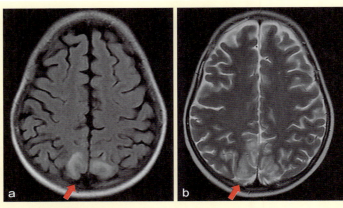

図 1　高血圧性脳症の MRI 所見
a：FLAIR 画像，b：T2 強調画像.
脳実質の浮腫を反映し拡散強調画像や FLAIR 画像，T2 強調画像で高信号を呈する.

入院後の経過

　鎮痙薬投与によりけいれんは頓挫した．その後入院時の評価で 180/120 mmHg と高血圧を認めた（図1）．頭部 MRI 検査では，拡散強調画像で後頭葉を中心に皮質や皮質下白質の高信号部位を散見し，高血圧性脳症と診断した（図1）．また入院時の血液検査では，血清 Cr は 0.95 mg/dL と上昇し，C3 は 10 mg/dL と低下していた．鎮静，人工呼吸管理とともに，カルシウム受容体拮抗薬（ニカルジピン）持続投与で血圧管理を行った．入院第 3 日には意識が改善し，人工呼吸管理は終了とした．以降，利尿薬（フロセミド）投与や降圧薬（アムロジピン）内服調整などを行い，症状は経時的に改善した．

　入院経過中一度も蛋白尿は認めず，血尿は最大で RBC 10～19/HPF と軽微であった．入院時の血液検査で ASO 高値が判明し，最終的に溶連菌感染後急性糸球体腎炎と診断した．退院 1 か月後の血液検査では C3 値は基準値内まで上昇を認めており，溶連菌感染後急性糸球体腎炎として矛盾しない経過であった．

最終診断 溶連菌感染後急性糸球体腎炎（腎外症候性急性糸球体腎炎）

チェックポイント

● **頭痛があれば必ず血圧を測定すること！**

　急激に血圧が上昇すると種々の臓器に障害を引き起こす（高血圧緊急症）．それらのうち脳実質に血管原性浮腫をきたすと，頭痛や視野障害，意識障害，けいれんなどをきたす高血圧性脳症（可逆性後部白質脳症症候群，PRESと同様の状態）を生じる．通常，高血圧性脳症は可逆的とされるが，けいれんを起こせば集中治療を要し，重症例では脳梗塞や脳出血をきたし長期予後に影響しうる．可及的早期に発見し速やかに降圧治療を開始することで重症化が予防可能と考えられ，そのためには積極的な血圧測定が重要となる．本症例では初回受診時より頭痛や視野障害を認めており，おそらくその時点で血圧は上昇していたと考えられるため，まず血圧を測定しておくべきであった．

　特に幼小児では協力が得られにくく煩雑であるため，診療所など人員に限りのある状況下では血圧測定は敬遠されがちである．しかし時間をおいて再測定する，気を紛らわせる工夫をするなどの対応により多くの場合は測定可能であり，技術的には決して難しいものではない．少なくとも本症例のように診断に血圧測定が必要な患者が存在するため，高血圧緊急症や高血圧性脳症が疑われる場合には，血圧測定は必須である．なお測定時の注意事項として，小児では年齢や性別，体格により血圧の基準値は異なる．日本人小児において詳細な疫学データは存在しないため，米国のデータを参考に診療することが多い（☞p200の表1）．

● **溶連菌感染後急性糸球体腎炎では尿所見に乏しいことがある**

　溶連菌感染後急性糸球体腎炎は糸球体血管内皮細胞の腫大による血管腔閉塞を主病態とし，糸球体濾過量低下による腎機能障害と尿量低下による血管内溢水と浮腫を認めやすい．糸球体濾過量低下に対する代償としてレニン-アンジオテンシン系（RAS）は活性化し，血管内溢水と相まって高血圧も呈しやすい．また検

査所見としては有意な血尿・蛋白尿と補体価(原則 C3 単独)の低下が特徴的である．

しかし上記症状が必ずしも一律に認められるわけではなく，尿所見に乏しい症例もあり診断に難渋することがある．こういった症例は「腎外症候性急性糸球体腎炎」と称され，本症例のように臨床上は高血圧以外に有意な所見を認めず，血圧測定や血液検査などを行わないと(1)見逃してしまう症例も存在する．本症例では軽微な血尿を認めたが，血尿を全く認めない腎外症候性急性糸球体腎炎も報告されている．また血清 Cr の上昇が軽微な症例や C3 低下の目立たない症例も存在するため，血液検査を行っても完全に否定することは難しい．したがって疑わしい症例では，注意深い診察やフォローアップ，バイタルサイン評価が重要となる．疾患概念が十分に確立する以前には腎生検を行い診断がなされていたこともあったが，手技が侵襲的であることと，多くは保存的治療で軽快することから，現在では同疾患を疑った場合には対症療法で保存的に経過をみることが多い．

尿所見に乏しい理由には諸説あるが，おそらく糸球体病変の程度が強くないために腎機能障害や尿異常をきたしにくく，一方で少なからず原尿産生が低下することに対する代償機構として RAS 活性化＊が生じ，高血圧をきたすものと考えられる．高血圧の原因が血管内溢水であれば利尿薬が，RAS 活性化であれば降圧薬がよい適応となり，それらの併用を要することもある．

TIPS

- 血尿の程度では急性糸球体腎炎の重症度は判断できない
- 頭痛や嘔気を伴う血尿患者では必ず血圧を測定すること

■参考文献
1) Ishikura K, et al: Posterior reversible encephalopathy syndrome in children with kidney diseases. Pediatr Nephrol 27(3): 375-84, 2012. ＜小児の高血圧性脳症に関する総説で，画像所見などもわかりやすく記載されている＞

＊ 原尿産生が低下すると糸球体に付随した傍糸球体装置よりレニンが分泌され，それがアンジオテンシン活性化につながり，最終的にアルドステロン分泌につながる．

2）坂井智行，他：急性溶連菌感染後糸球体腎炎と腎外症候性腎炎．小児科臨床 60(11)：2087-2090，2007．＜溶連菌感染後急性糸球体腎炎に関する総説＞
3）松山壮一郎：溶連菌感染後急性糸球体腎炎の臨床的観察．小児科臨床 55(6)：933-939，2002．＜本邦における複数の溶連菌感染後急性糸球体腎炎症例のレビューであり，腎外症候性腎炎についても検討されている＞
4）Chandar J, et al: Hypertensive crisis in children. Pediatr Nephrol 27(5): 741-751, 2012．＜小児の高血圧緊急症についての総説＞
5）Flynn JT, et al: Clinical Practice Guideline for Screening and Management of High Blood Pressure in Children and Adolescents. Pediatrics 140(3). pii: e20171904, 2017．＜2017 年に改訂された米国小児科学会の高血圧ガイドライン＞

（三上直朗・濱田　陸）

症状総論⑰ 歩行障害

安易に帰してはいけない歩行障害

1. 見た目とバイタルサインの異常を認める
2. 単純性股関節炎とは言い切れない
3. 痛みを伴わない歩行障害

1 見た目とバイタルサインの異常を認める

　歩行障害のために受診する子どもの原因の多くは，外傷と感染症である．頻度の多い疾患としてtoddler骨折[*1]を含む外傷に伴う骨折やoveruse（使いすぎ）症候群[*2]，股関節炎などを疑い，外傷や発熱の有無，時間経過の確認などから診察を進めていく．

　しかし，初診時に見た目やバイタルサインの異常がある場合は，化膿性股関節炎や骨髄炎，感染性心内膜炎などの重症細菌感染症に伴う敗血症を念頭に早急に対応していかなければならない．また，顔色不良，体動時の疲労感，体重減少，紫斑などがある場合には，神経疾患，代謝異常症，膠原病などの全身性の疾患や，血液腫瘍増殖性疾患などの悪性疾患，虐待を考慮する．

[*1] **toddler骨折**：軽微な外傷により，主に3歳未満の児に生じる不完全骨折で，脛骨遠位1/3にらせん骨折もしくは斜骨折を認める．初診時にはX線で骨折線がはっきりしない場合でも，1〜2週間後に再検して骨膜反応などを認めることもあり，症状に応じてギプスシーネ固定を要する．その他，3歳以上の児では足骨の不顕性骨折（occult fracture）や疲労骨折の好発部位として，脛骨粗面（Osgood-Schlatter病），脛骨前面（shin splint），踵骨アキレス腱付着部（Sever病）の存在も考慮する．

[*2] **overuse（使いすぎ）症候群**：反復的な動きや持続する運動のため，体の特定の部分，特に関節と腱に傷害が生じたもの．8歳以上の小児に多い．テニス肘，ゴルフ肘，手根管症候群，膝蓋大腿疼痛症候群など．

◀診断へのアプローチ▶

初診時に見た目やバイタルサインの異常がある場合，すぐに介入する．

● **発熱あり→重症細菌感染症に伴う敗血症を考慮**
- PALS の ABC アプローチに沿って速やかに評価する．
- 化膿性股関節炎，骨髄炎，感染性心内膜炎を疑う場合，血液培養は 2～3 セット必要である．
- 細菌性髄膜炎や敗血症性ショックを考慮する場合は速やかに抗菌薬を投与する．

● **発熱なくても，顔色不良，体重減少，紫斑，骨痛，倦怠感など → 血液腫瘍増殖性疾患を考慮**
- 血液検査で，血算（血球3系統，可能なら血液塗抹標本にて幼若赤芽球の有無も確認），生化学（LDH・尿酸値で腫瘍崩壊症候群の確認），凝固異常を確認する．
- 可能なら胸部X線検査，腹部超音波検査で腫瘍や肝脾腫のスクリーニング．
- 専門施設へ紹介する．

2 単純性股関節炎とは言い切れない
歩行障害の原因は"股関節"の"痛み"でよいのか？

歩行障害を主訴に受診した子どものうち，腰より下の"痛み"を伴う局所的な疾患が原因であれば，患側への荷重を避ける跛行[*3]が特徴的な歩行様式となる．さらに，視診や丁寧な触診により疼痛部位の"当たり"をつけていくことが大切である．股関節より末梢の病変では，局所の腫脹，発赤，熱感などを認めやすいが，股関節疾患では体表からの評価が困難な場合がある．特に，症状を訴えることのできない乳幼児では，股関節の痛みの有無が不明で，大腿や膝周囲などの他の部位に痛みを訴えていても，股関節の可動域は必ずチェックする必要がある．

啼泣が強くて診察が難しい場合でも，保護者に抱いてもらったり，おもちゃを

[*3] **跛行**：「片足を引きずる」が語源．疼痛性跛行，逃避性跛行などという．非疼痛性の歩行異常については，多くの和文報告では「非疼痛性跛行」という記載になっているが，英文報告では「異常歩行（非疼痛性歩行含む）＝abnormal gait もしくは claudication」を使用していて，「跛行＝limp」と区別されている．

使うなどして落ち着かせた状態で，圧痛や運動時痛の有無を丹念に診察していく．診察室内外で，表情やバイタルサインの変化，歩行様式や姿勢などをよく観察し，解剖を意識して，toddler骨折なども見逃さないようにする．

診断へのアプローチ

見た目やバイタルサインの異常がない場合，なぜ歩けないのか？ 歩かないのか？ 歩行様式や診察から，股関節周囲の"痛み"か？ 股関節周囲以外の"痛み"か？ "痛み"がない歩行障害なのか？ を判断する．

● 股関節周囲の"痛み"が原因

股関節の診察や検査は以下のポイントを参考に，股関節周囲の"痛み"かどうか，単純性股関節炎[*4]として説明可能か，"単純性"とは言い切れない要素があるかを意識して診察することが大切である．

●診察のポイント

- 歩行様式（疼痛性跛行，逃避性跛行［患側への荷重を避ける］）：立脚時間・遊離時間の左右差，つまり足の接地時間の左右差がないか，確認する．
- 局所所見（発赤・腫脹・熱感・圧痛など）：股関節は直接触れにくく所見が出にくいが，スカルパ三角（鼠径靱帯，縫工筋，長内転筋の内縁で囲まれた大腿前面の三角形状）を意識して診察する．
- 可動域制限：仰臥位で，屈曲・外転・内外旋・開排制限の左右差を安静時・運動時ともに確認する（立位・座位・抱っこ・腹臥位でも評価可）．下肢をわずかに屈曲・外転・外旋した姿勢は，関節包の液体貯留が示唆される．また，以下の診察方法で股関節病変の有無を確認できる．
  ① Patrickテスト（FABER：flexion abduction external rotation）（図1）：仰臥位で，患側の踵を健側の膝蓋骨に乗せて，健側の上前腸骨棘と患側の膝関節内側を上方より圧迫し，膝関節外側がベッドにつくまで外転させる

[*4] 単純性股関節炎：誘因なく急性に発症する股関節炎で幼児から学童期まで発症する．先行感染があることもあるが原因は不明なことも多い．海外では一過性滑膜包炎やウイルス性股関節炎と呼ばれる．発熱や炎症反応上昇も軽度で，股関節の可動域制限は認めるが，局所所見に乏しい．超音波検査で股関節に液体貯留，滑膜の肥厚を認めることがある．安静，鎮痛のみの対症療法で，数日から2週間以内に症状は消失し，予後は良好である．経過観察することが大切である．

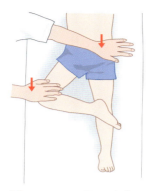
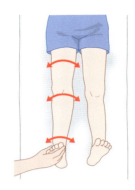

図1 Patrick テスト(figure four テスト)

図2 log roll テスト

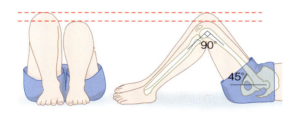

図3 Galeazzi テスト

と,疼痛のためできない.上から見て figure four テストともいう.
② log roll テスト(**図2**):仰臥位で,股関節・膝関節伸展の状態で,患側全体を1本の丸太(ログ)に見立てて股関節を外旋・内旋させて,痛みが誘発されるか左右差をみる.
③ Galeazzi テスト(**図3**):仰臥位で股関節屈曲 45°,膝屈曲 90°,足底は床につくようにして,膝の高さの左右差をみる.先天性股関節脱臼の Allis 徴候をみる.

● **股関節疾患の鑑別疾患とポイント**

- **感染症** ➡ 血液検査,血液培養,超音波検査,X線検査,関節穿刺,MRI 検査,骨シンチグラフィで検索.
  - 化膿性股関節炎,骨髄炎:超音波検査で関節液貯留や股関節の可動域制限がみられるのは単純性股関節炎と同じだが,38.5℃ 以上の発熱や股関節の

局所所見が目立つ．また，CRP 2.0 mg/dL 以上は疑わしい．速やかに関節穿刺を行い，抗菌薬投与，関節切開排膿，洗浄ドレナージが必要．骨髄炎は関節炎と共存しうるため MRI 検査で評価する．
  - 単純性股関節炎：上記のとおり．
  - 反応性股関節炎：関節以外の部位の細菌感染症後に起こる関節炎．関節液培養は陰性．尿道炎，結膜炎を呈することもある（Reiter 症候群）．クラミジア，淋菌，サルモネラ菌，赤痢菌，エルシニア，カンピロバクターなどによる尿路感染症や腸管感染症などが先行する．また炎症性腸疾患関連の仙腸関節炎などの報告もある．

- 膠原病・自己免疫疾患 ➡ 血液検査（抗体検査含む），超音波検査，MRI 検査で検索．多くは全身症状や多関節炎と皮疹を伴うが，溶連菌感染後反応性多関節炎，Lyme 病，IgA 血管炎，リウマチ熱，若年性特発性関節炎，SLE，川崎病などが鑑別疾患となる．
  - 若年性特発性関節炎（juvenile idiopathic arthritis：JIA）：16 歳未満の小児に発症し，症状が 6 週間以上持続する原因不明の関節炎で，その他の原因は除外されたもの．関節炎の症状は朝に強く，昼に軽快する（腫瘍性病変は夜間，成長痛は午後にかけて症状が強い）．炎症反応上昇と MMP3 高値となる．7 つの病型があるが，全身型の場合は，マクロファージ活性化症候群への移行に注意して観察が必要である．

- 整形学的疾患 ➡ X 線検査，CT 検査，MRI 検査で検索．
  - Perthes（ペルテス）病：大腿骨近位骨端部前方の阻血性壊死．大腿部痛や膝痛のこともある．4～9 歳の小さめの活発な男児に多い．股関節の外転・内旋の可動域制限が著明．早期の X 線では異常を認めないことがあり，症状持続時は骨病変の描出しやすいラウエンシュタイン像での再検が必要である．
  - 大腿骨頭すべり症：大腿骨近位部成長軟骨において，骨端と骨幹端との間ですべり，後方転位が生じる．思春期，肥満，男児に多い．内旋制限による外旋跛行，Drehmann 徴候[*5] を認める．X 線で Trethowan 徴候[*6] や後方傾斜角の増大を認める．

- 股関節周囲の疼痛を呈するその他の鑑別疾患 ➡ 疼痛部位の丁寧な身体診察を行う．

- 右下腹部痛：虫垂炎，回盲部リンパ節炎．
- 陰囊痛：精巣捻転，精巣上体炎，精巣垂捻転，流行性耳下腺炎，IgA血管炎．
- 鼠径部痛：鼠径リンパ節炎，鼠径ヘルニア．
- 下腹部痛，背部痛：便秘，尿管結石，卵巣茎捻転，腸腰筋膿瘍，硬膜外膿瘍，椎体・椎間板炎．
- 大腿部痛：骨折，筋炎，腫瘍，蜂窩織炎，帯状疱疹．

● **検査のポイント**
- 血液検査：発熱や全身症状と関連する場合は血算・CRP・ESRを，筋骨格系の場合はCKも調べる．
- 血液培養：化膿性股関節炎を疑う場合は2セット以上培養する．
- X線検査(正面・開排位・ラウエンシュタイン像)：骨折，滲出液貯留，溶骨・腫瘍性病変，骨膜反応，無血管壊死を評価する．関節液貯留によるtear drop distanceを確認する．
- 超音波検査：股関節腔の液体貯留の同定(ultrasonic joint spaceが5 mm以上で貯留，健側と患側の差2 mm以上で有意)，滑膜肥厚の有無を評価する．

　以下は，小児専門医療機関もしくは整形外科医への相談が必要である．関節穿刺(鎮静・鎮痛下で専門医が行うのがよい)，CT(骨折，腫瘍，液体貯留を評価)，MRI(骨髄，無血管壊死，感染，腫瘍性病変の評価に有用)，骨シンチグラフィ(X線検査よりoccult fracture，感染症，無血管壊死の感度が高い)．

● 股関節周囲以外の"痛み"が原因

　引き続き，痛みの原因が何なのか，疼痛部位の皮膚軟部組織，筋肉，腱，骨，神経，血管，リンパ管など解剖を意識した診察が必要である．dimple，虫刺痕など皮疹，熱傷，足底の異物，巻き爪，ヘアターニケットがないか，靴のサイズなど末梢の指先まで注意深く診察を行う．問診から，toddler骨折を含む外傷に伴う骨折やoveruse症候群，成長痛，ウイルス感染に伴う非特異的疼痛を疑う．複数部位にわたる場合は全身性疾患の評価を，局所部位であればX線検査での骨傷の評価(必ず左右を比較)を行う．

---

*5 Drehmann徴候：股関節を屈曲すると下肢が外転・外旋する．
*6 Trethowan徴候：大腿骨骨端部が患側で短くなる．

🚩 3 痛みを伴わない歩行障害

痛みを伴わない歩行異常の場合は，下肢の麻痺や筋力低下を呈する神経筋疾患（脳性麻痺，筋ジストロフィーなど）を考慮する．また発育性股関節形成不全[*7]やくる病などの骨代謝疾患の遅発性診断例にも注意が必要である．分回し歩行，尖足歩行，鶏歩など特徴的な歩行様式やO脚などの姿勢によって鑑別診断が異なるが，疼痛跛行かどうかの判断をすることが大切である．

以下の項目を確認し，緊急ではないが，神経内科，脳神経外科，整形外科などへ積極的に相談する．

- 問診：分娩の状況，出生時体重，歩行開始年齢を含む運動発達状況，成長曲線，家族歴など．
- 身体所見：歩行様式，形態異常（関節可動域，脚長差），筋力低下，知覚障害，運動失調など．

🚩 帰してもよい歩行障害

股関節炎の初期は，超音波検査にて関節液貯留や滑膜肥厚を認めないこともあり，診断がつかないこともある．また，toddler骨折も初診時のX線で診断がつかないことも多い．何より乳幼児は疼痛部位や神経所見が評価できないことがある．次頁のlife- or limb-threateningな疾患の可能性が低く，かつ全身状態がよければ，安静・鎮痛（必要時固定）などホームケアを指示して，診断がついていなくても外来で経過観察してよい．数日以内に症状のフォローアップをすることで診断につながることもあり，帰宅時には再診日を設定することが大切である．

[*7] 発育性股関節形成不全（developmental dysplasia of the hip：DDH）：新生児・乳児期の一次検診で見逃されるケースは少なくなく，歩行開始後，股関節の外転障害に伴うTrendelenburg歩行や脚長差を認め，X線で診断に至る．機能予後にかかわるため，軽微な症状でも疑えば整形外科医へ相談する．

> **▶歩行障害の life- or limb-threatening な鑑別疾患**
> - 感染症：化膿性股関節炎，骨髄炎，感染性心内膜炎，髄膜炎，椎体炎，硬膜外膿瘍
> - 整形外科：大腿骨頭すべり症，Perthes 病，先天性股関節脱臼，骨折
> - 血液腫瘍：白血病，転移性神経芽腫，骨肉腫，Ewing 腫瘍，脊髄腫瘍，血友病
> - その他：虫垂炎，精巣捻転，Guillain-Barré 症候群，虐待

■参考文献
1) Kost S, et al: Chapter 41 Limp. In: Shaw KN, et al (ed): Fleisher & Ludwig's textbook of pediatric emergency medicine, 7 th ed. pp280-285, 2016. ＜小児救急の成書．跛行の鑑別やフローがまとめられている＞
2) Sawyer JR, et al: The Limping Child: a systematic approach to diagnosis. Am Fam Physician 79(3): 215-224, 2009. ＜小児の跛行の鑑別疾患や症状や身体所見，診察方法が図表に見やすくまとめられている＞
3) Herring JA: Chapter 6 The Limping Child. In: Herring JA, et al (ed): Tachdjian's pediatric orthopedics, 5 th ed. pp79-89, Elsevier, 2013. ＜小児整形外科領域の世界的に著名な定本．整形学的な診察についての記載が豊富＞
4) 鬼頭浩史：跛行を呈するこども（幼児と学童期）の診察と鑑別診断．MB Orthop 29(13)：1-9, 2016. ＜跛行の鑑別疾患の X 線画像の記載や各疾患のポイントがまとめられている＞

（岸部　峻）

1歳11か月男児．歩行障害

症例 28 家族も医師も気づきにくい

症　例

「昨晩から突然歩かなくなりました．おむつの交換も嫌がります」

外来での経過

【初診時】

1歳11か月の男児．歩行困難となった翌日に近医を受診し単純性股関節炎の疑いとされ，安静の指示を受けた．その後，自宅で安静にしていたが，依然歩こうとしないため3病日目に救急外来を受診した．

診察時の全身状態は良好で，バイタルサインに異常はなかった．発熱もなく下肢に目立った変形や腫脹はないが，立位をとらせると右足に体重をかけるのを避ける様子がみられた．仰臥位にして右下肢を動かすと嫌がるそぶりをみせたが，股関節の可動域は良好であった（）．膝蓋跳動は認められず関節炎の存在は否定的だが，右膝を深屈曲させようとすると忌避行動をとるため膝周辺に原因があるものと推察された．しかし，明確な圧痛点は見つけられなかった．

鑑別診断 膝周囲の不全骨折，膝周囲の化膿性骨髄炎

血液検査の結果，WBC 8,200/μL，CRP 0.20 mg/dLと炎症反応を示唆する検査値の上昇が軽微であったため，感染性疾患の可能性は低いと判断した．疼痛部位が不確定なため下肢全長条件で正側2方向単純X線を撮像したが，異常所見を認めなかった．

診断には至らなかったが右下肢の安静を保つために長下肢ギプスシーネ固定を施し，自宅安静を指示して帰宅を許可した．

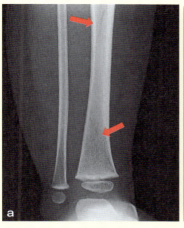
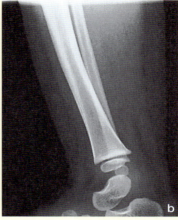

図1　単純X線像(5病日目)
a：正面像．脛骨骨幹部と遠位骨幹端に斜走する骨折線を認める(↑)．
b：側面像．骨折線を認めない．

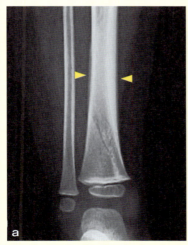
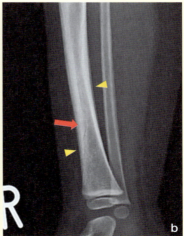

図2　単純X線画像(12病日目)
a：正面像．脛骨骨幹部に骨膜反応が出現している(▲)．
b：側面像．骨幹部に骨折線が現れ(↑)，周囲に骨膜反応も出現している(▲)．

【再診時】
　初診から2日後(5病日目)に，両親に連れられて指示どおり再度外来を受診した．初診時に血液検査と同時に提出した血液培養検査は陰性であった．ギプスシーネを外してしばらく観察すると，四つ這いは問題なく可能だが，立位をとらせようとしても右足で着床しないため，右足関節周囲の外傷を想定して再度単純X線検査を行うこととした．足関節正側2方向撮影の単純X線像にて脛骨骨幹部から遠位にかけて斜走する薄い骨折線が認められた(**図1**)．
　さらに1週間後(12病日目)の再検査時には骨折線がさらに鮮明に描出され，周囲に旺盛な骨膜反応を認めた(**図2**)．最終的に疼痛がなくなった発症後3週間でギプス固定を終了した．

最終診断　右脛骨骨折(toddler 骨折)

チェックポイント

● **幼児の跛行　原因部位の特定が重要**

　急性発症の跛行を主訴に来院した幼児の疼痛部位を特定することは容易でないが，部位の特定なくして正確な診断には至らない．疼痛部位の特定に特別な知識は必要としない．丁寧な視診や触診により"当たり"をつけていくことが大切である．まず，家族にお願いして患児を立たせたり，四つ這いにさせて，自然な動作を観察する．動かしても平気な部位とそうでない部位を識別し，その後の視診・触診でさらに部位を絞り込む．両下肢を同時に診察しやすいよう，家族の膝の上で患児が検者と対面となるように抱かせ，動作観察で"当たり"をつけた部位を中心に腫れや発赤，変形がないか両脚を見比べる．次いで，各関節を用手的に動かして可動域の制限と運動時痛が生じないかを確認し，左右差がある関節は関節包の腫れがないのか左右で触り比べる．可動域に左右差がない場合には大腿，下腿，足部を丹念に触れて腫脹や圧痛がないかを確認する．このとき，左右の同じ部位を同時に触れることで，軽微な左右差の検出漏れを防ぎやすい．
　toddler骨折は歩き始めて間もない幼児の脛骨に生じるいわゆる不全骨折であ

り，骨を被覆している骨膜の損傷が軽微である．このため髄腔内からの出血が少なく骨周囲の軟部組織の腫脹が軽微で，表在組織を軽く触れるだけでは判別がしにくい．しかし，骨に触れることを意識して触診を行えば，骨折部が膨らみ同部に圧痛があることを確認できる．

● toddler 骨折では受傷機転が明確でないことが多い

よちよち歩き骨折とも呼ばれるように，歩行がまだ確立していない幼児が軽微な転倒をして生じる骨折であるため，家族が受傷に気づいていないことが少なくない．3 歳未満の幼児が突然歩かなくなった場合には，必ずこの骨折を鑑別に挙げる必要がある．

● 初診時にはバイタルサインや血液検査値の異常がわずかな骨髄炎もある

toddler 骨折を生じやすいとされる年代では，膝周囲の長管骨成長板付近に化膿性骨髄炎を生じることが珍しくない．また，発症初期の骨髄炎ではたいした発熱を伴わず，血液検査の炎症反応も軽微な変化しか示さない症例があり，血液培養検査の結果がきっかけで診断に至るケースもしばしばある．このため，疼痛原因が特定できていない幼児の跛行に関しては，感染症との鑑別に慎重を要する．化膿性骨髄炎は初期治療の遅れが予後に大きな影響を与える可能性がある疾患なので，初診後は日数を開けずに再評価を行うよう習慣づけたい．

● 初期の toddler 骨折は単純 X 線像で描出されにくい

toddler 骨折では転位がわずかなため，初期の単純 X 線像では骨折線が明確に描出されないことが多い．安易に「骨折はありません」と家族に説明することは控え，「レントゲン（X 線）ではわかりにくい骨折もあるので，必要に応じて後日，再度検査するかもしれません」と伝えるようにしたい．また，toddler 骨折の初期対応として，必ずしも外固定は必要ない．転位が進むリスクが高いのは治癒途中で疼痛が軽減して再び歩き始めたころのことであり，受傷早期は疼痛のため立とうしないため骨折転位増悪のリスクは低い．安静を指示して，専門医に翌日以降受診するように指示することで初期対応としては十分と考える．

TIPS

- ❗ 3歳未満に生じた発症機転不明の跛行では toddler 骨折を念頭に置く
- ❗ toddler 骨折は単純 X 線検査で描出されにくい
- ❗ 幼児跛行の診察では原因部位の特定が要となる

■参考文献
1) 太田 凡, 他：ER の骨折―まちがいのない軽症外傷の評価と処置. シービーアール, 2010. ＜骨折の初期診療に関する注意点が簡潔にまとめられている＞
2) 井上 博：小児四肢骨折治療の実際. 金原出版, 2002. ＜小児骨折の治療方針から家族への説明まで, 内容は多岐にわたり詳細にまとめられており読みやすい＞

（太田憲和）

症例 29

9歳男児, 左大腿部痛＋跛行

子どもの跛行や歩行障害で疑うことは？

症　例

「左足を痛がり，何か月も足を引きずっています．クリニックでは問題ないと言われ，接骨院に行っても治りません！」

外来での経過

9歳の男児．身長 136.6 cm，体重 34.6 kg．4か月くらい前から左大腿部痛，跛行があった．当初1週間くらいで疼痛は改善したが，走ったり，しゃがんだり，胡座位をとると痛くなることがあった．跛行はずっとみられていた（図2）．近医を受診したが，単純X線では問題なしと言われていた．その後，接骨院にも行ったが，改善はみられなかった．再度近医を受診し，精査目的で当院へ紹介受診した．

バイタルサインは意識清明，体温 36.4℃，心拍数 82/分，呼吸数 24/分，SpO_2 99%，CRT 1秒であった．左股関節荷重時痛，跛行および股関節の可動時痛を認めた．右に比べて10°程度の股関節外転可動域制限を認めた．

鑑別診断 単純性股関節炎，大腿骨頭すべり症，自己免疫疾患に伴う股関節炎，多発骨端異形成症などの骨系統疾患，腫瘍性疾患

単純X線検査（両側股関節の正面および開排位撮影，**図1**）で左大腿骨近位骨端核の高さの減少と，開排位像で左大腿骨近位骨端核前方1/2部分の圧潰像を認め，Perthes病の診断で入院となった．

入院後の経過

関節炎症状（関節可動時痛および関節可動域制限）に対し，ベッド上で水平牽引を行い，安静とした．約14日間の安静で関節炎症状は軽減し関節可動域も再獲得されたため，外転免荷装具を使用し，装具装着下に歩行訓練を

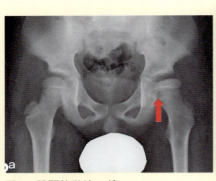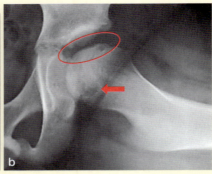

図1 股関節単純X線
a：正面像．左大腿骨近位骨端核は圧潰を呈している．さらに左大腿骨近位骨幹端内側部に骨透亮像（骨幹端囊胞）を認める（↑）．
b：開排位像．圧潰を呈した左股関節の拡大所見．矢印（↑）が骨幹端囊胞である．囲み部分に軟骨下骨骨折を認める．

行った後，退院となった．

最終診断 左Perthes病

チェックポイント

● **疼痛部位の特定を行う**

　下肢痛，跛行を主訴とする場合，必ず下肢全体の診察を行い，病変の部位を特定する．Perthes病（☞p240）などの股関節疾患では，主訴として股関節痛を訴える症例は全体の56％とされており，その他，大腿部痛，膝痛，下腿痛などを主訴とする場合も多い．

　小児の場合，漠然とした下肢痛を訴えることが多く，また，保護者からも正確な部位の聴取が聞けるわけではない．そのため，必ず下肢の腫脹や圧痛部位，可動域の確認などを行うことで障害部位を特定することが重要である．

　本症例の場合は左大腿部痛と跛行を主訴としていたが，近医では左大腿骨幹部から膝関節部の単純X線2方向の検査を行い，問題なしと言われていた．

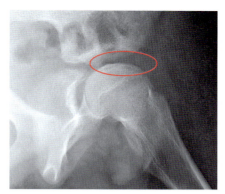

図2 別症例の左股関節単純X線ラウエンシュタイン像
囲み部分で軟骨下骨骨折を認める.

● 単純X線検査では左右2方向の撮影を行う

　部位の特定を行った後,画像検査を行うが,単純X線検査の場合,股関節正面像のみでなく,側面像も追加し,必ず左右2方向での比較撮影を行うことが重要である.

　股関節単純X線正面像で明らかな大腿骨近位骨端核の圧潰像やその他の特徴的な所見(軟骨下骨骨折や骨幹端嚢胞など)を認める例(**図2**)もあるが,病初期には本症例のように正面像のみでは左右差がわかりづらい例もあり,見逃され,単純性股関節炎などの診断で免荷せずに帰宅とされる例も少なくない.その場合,数か所の病院を受診した後に単純X線検査で圧潰像を呈してから診断される場合もある.上記のX線所見を知っておくことで,不幸な例が減少することを期待する.

　本症例の場合は正面像では左大腿骨近位骨端核の高さの左右差(右＞左)を認め,側面像では同部の前方1/2部の圧潰を認めた.

TIPS

- 小児の漠然とした下肢痛・跛行では下肢全体の診察を行い,疼痛部位の特定を行う
- 単純X線検査では左右2方向の撮影を行う

! Perthes病では単純X線画像として骨端核の左右差,軟骨下骨骨折は特徴的な所見である

■参考文献
1) 金 郁喆:Perthes病のMCS報告とMR画像の経時的変化.日整会誌82:527-535,2008.<わが国におけるPerthes病のマルチセンタースタディである>
2) 二見 徹:Perthes病.小児疾患診療のための病態生理小児内科41(増刊号):993-998,2009.<より詳細な病態,病因,鑑別疾患,分類法などが記載されている>
3) 瀬川裕子,他:小児の股関節痛,跛行.下村哲史(編):知っておきたい整形外科小児外来診療ABC.Monthly Book Orthopaedics 25(9):45-51,2012.<小児の股関節痛や跛行に対しての鑑別疾患や小児整形外科医への紹介のポイントなど,わかりやすく記載されている>

(渡邊 完)

第2章 診断名一覧

症例 1 10か月男児　小児科外来にも外傷はやってくる！ ・・・・・・・・ 30
　➡ 鎖骨骨折

症例 2 2か月女児　小児科外来にも外傷はやってくる！ ・・・・・・・・ 30
　➡ ヘアーターニケット

症例 3 日齢19男児　機嫌が悪い新生児の診断は？ ・・・・・・・・・・ 35
　➡ 鼠径ヘルニア嵌頓による腸閉塞

症例 4 5か月男児　心雑音もチアノーゼもないけれど ・・・・・・・・・ 43
　➡ （左房性）三心房心

症例 5 7か月男児　"頭部打撲後の意識障害"の診察 ・・・・・・・・・ 53
　➡ 腸重積症

症例 6 4歳男児　主訴から膀胱直腸障害と歩行障害に気づけるか？ ・・・ 58
　➡ 急性散在性脳脊髄炎

症例 7 1歳4か月男児　"たった1錠"なら帰してよい？ ・・・・・・・・ 63
　➡ SU薬誤飲に伴う低血糖

症例 8 9歳女児　来院時の心電図だけでは除外できないことがある ・・・ 73
　➡ 先天性QT延長症候群（LQT1）

症例 9 7歳男児　"4日目の発熱"が分かれ目 ・・・・・・・・・・・・ 84
　➡ 川崎病

症例 10 6か月男児　嘔吐は胃腸炎だけとは限らない ・・・・・・・・・ 89
　➡ 心筋炎

症例 11 5歳女児　本当に胃腸炎ですか？ ・・・・・・・・・・・・・・ 93
　➡ 急性巣状細菌性腎炎

症例 12 13歳女子　子どもの"痛み"をどこまで信じられるか ・・・・・・ 102
　➡ 盲腸捻転症

症例 13 3歳男児　短時間で悪化する嘔吐は胃腸炎以外の状態を考える ・・・ 106
　➡ 急性副腎不全

症例 14 11歳女児　胃腸炎の診断で思考を止めない ・・・・・・・・・・ 116
　➡ 中国渡航後の *Campylobacter jejuni* 腸炎

症例 15 7歳男児　"飲める"胃腸炎にご用心 ・・・・・・・・・・・・ 126
　➡ 糖尿病性ケトアシドーシス

症例 16　9歳男児　どこまでが"腹痛"？ ・・・・・・・・・・・・・・・　131
　→ 急性精巣上体炎
症例 17　9歳女児　頭部打撲後の混乱した会話は経過観察できるか ・・・・　142
　→ 急性硬膜外血腫
症例 18　1歳5か月男児　抗菌薬を服薬しない重症急性中耳炎のゆくえ ・・・　146
　→ 急性乳様突起炎，S状静脈洞血栓症
症例 19　13歳男子　"運動時の胸痛"は要注意 ・・・・・・・・・・・・・　156
　→ 先天性冠動脈異常（左冠動脈主幹部低形成）
症例 20　2歳男児　"左呼吸音の減弱"がポイント ・・・・・・・・・・・・　166
　→ 気管支異物
症例 21　6か月男児　すべては疑うことから始まる ・・・・・・・・・・・　170
　→ 血管輪（重複大動脈弓部分閉鎖）
症例 22　14歳女子　急速に進行した咽頭痛は？ ・・・・・・・・・・・・・　180
　→ Lemierre 症候群
症例 23　7歳男児　気道閉塞症状に気をつけて ・・・・・・・・・・・・・　191
　→ 非ホジキンリンパ腫（Tリンパ芽球性リンパ腫）
症例 24　3歳女児　むくみは強くないけれど ・・・・・・・・・・・・・・　203
　→ 急性腎障害を合併したネフローゼ症候群
症例 25　3歳女児　具合の悪くなる皮疹 ・・・・・・・・・・・・・・・・　215
　→ トキシックショック症候群＋膿胸
症例 26　7歳男児　まれなSOSを見逃さないように！ ・・・・・・・・・・　220
　→ 急性前骨髄球性白血病（AML M3）＋播種性血管内凝固症候群
症例 27　11歳男児　頭痛や嘔気には要注意 ・・・・・・・・・・・・・・・　231
　→ 溶連菌感染後急性糸球体腎炎（腎外症候性急性糸球体腎炎）
症例 28　1歳11か月男児　家族も医師も気づきにくい ・・・・・・・・・・　244
　→ 右脛骨骨折（toddler 骨折）
症例 29　9歳男児　子どもの跛行や歩行障害で疑うことは？ ・・・・・・・　249
　→ 左 Perthes 病

索引

数字

1/2 ルール　74
3 歳以上　100

欧文

ABC アプローチ
　　11, 39, 47, 64, 79, 110, 136, 161, 185, 208
ABCD，「オッカムの剃刀」で確認する　20
ADEM (acute disseminated encephalomyelitis)　60
AFBN (acute focal bacterial nephritis)　93
AIUEOTIPS，小児の　50
AMPLE，ADL の情報聴取　51
AVPU　111
C3　227
Campylobacter jejuni 腸炎　117
choking episode　151
DEATH，ADL の情報聴取　51
Galeazzi テスト　239
GCS (Glasgow Coma Scale)　48, 144
gut feeling　18, 78
HUS (hemolytic uremic syndrome)　113
IgA 血管炎　132, 222
ITP (idiopathic thrombocytopenic purpura)　222
JCS (Japan Coma Scale)　48
Lemierre 症候群　181
log roll テスト　239
LQT1　74
not doing well　39
one pill killers　66
overuse 症候群　236
PAT (pediatric assessment triangle)
　　11, 202, 208
Patrick テスト　238
Perthes 病　240, 250
PEWS (Pediatric Early Warning Score)　13
PITFALL　17, 27
QTc　75
RAS 活性化　234
S 状静脈洞血栓症　148
SpO$_2$　48
toddler 骨折　236, 246
tripod position　175
TWIST score　134
warning sign　150
Westley croup score　163

和文

あ

アナフィラキシー　110, 164, 176, 197, 209
アンダートリアージ　8
圧潰　249

い

いびき　191
胃腸炎　89, 93, 106, 116, 126
異物誤飲　151
異物誤嚥　168
意識障害　47, 53, 59, 63, 71
痛み　19, 132, 153, 237
咽頭痛　175, 180
陰嚢痛　131

う

運動時　68, 150, 156, 172
運動時失神　75
運動負荷心電図　158

オーバートリアージ　8
嘔気　126, 231
嘔吐　35, 43, 53, 89, 93, 97, 102, 106

下腹部痛　131
化膿性股関節炎　236
化膿性骨髄炎　247
化膿性リンパ節炎　84
可動域制限　187, 238, 249
家族が異常だと感じる　24
家族歴　68, 75, 155, 198
過小評価　17
画像診断　104, 172
咳嗽　166
活気の低下　36
川崎病　85, 154, 187
顔色不良　142

き
気管支異物　168
気道閉塞　191
既往歴　68, 158, 198
基礎疾患　108, 139, 154
虐待　18, 28, 34, 66, 124, 209, 222, 223
吸気性喘鳴　162
急性陰嚢症　134
急性喉頭蓋炎　162, 176, 186
急性硬膜外血腫　143
急性散在性脳脊髄炎　60
急性腎障害　204
急性精巣上体炎　132
急性前骨髄球性白血病　221
急性巣状細菌性腎炎　94
急性中耳炎　146
急性乳様突起炎　148
急性副腎不全　107

共感　5
胸痛　150, 156
筋肉の症状　227

く・け
グラム陰性らせん桿菌　117
けいれん　47, 150
下血　112
下痢　53, 110, 116
経過観察の4P　14
経口血糖降下薬　64
経口摂取　178
経口補水療法（ORT）　100, 114
経時的変化　14, 56
傾眠　123
頸部腫脹　84, 177, 191
頸部痛　177, 180, 185
頸部リンパ節腫脹　177, 194
劇症型心筋炎　91
血圧測定　136, 199
血液腫瘍増殖性疾患　237
血管性浮腫　197
血管輪　172
血小板減少　225
血清クレアチニン基準値　206
血糖測定　128
血尿　226
血便　122
検査　9
　──, 深頸部感染症における　183
言語表現　60
限局性
　── の圧痛　122
　── の浮腫　201

コミュニケーション能力　4
呼吸音減弱　166
呼吸不全　197

索引　257

紅斑　85, 179, 210, 214
高血圧　48, 199, 226
高血圧緊急症　233
高血圧性脳症　232
項部硬直　187
骨髄炎　236

左右差　37, 169, 246
鎖骨骨折　31
細菌感染症　181
細菌性気管炎　162
細菌性腸炎　117
三心房心　45

し

姿勢異常　175
紫斑　133, 209, 213, 220, 222, 237
耳後部腫脹　146
持続する啼泣　26
失神　68, 73, 150
斜頚　177, 187
重症感　107
重症心身障害児　104
重複大動脈弓　173
循環不全　197
徐脈　48
消化器症状　151
上部尿路感染症　94
静脈洞血栓症　148
心筋炎　90
心原性失神　69
身体診察　21, 123, 240
神経学的異常　137
深頚部感染症　186
診断名　9
腎盂腎炎　96
腎外傷　228
腎膿瘍　96

頭痛　136, 142, 231
随伴症状　138, 151

生後3か月未満　80
生理学的徴候　11
　——の異常　25
性的虐待　179
咳　161
先天性QT延長症候群　74
先天性冠動脈異常　158
全身観察　21
全身性の浮腫　198
喘息　170
喘鳴　161, 166, 170

鼠径ヘルニア　37
増悪する腫脹　188

体重減少　113
体重増加不良　41, 43
大腿部腫脹　220
大腿部痛　249
単純性股関節炎　237
胆汁性嘔吐　36, 98, 122

中枢性症状　99
中毒　50
腸重積（症）　55, 112
腸閉塞　37
直感　18, 78

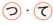

強い腹痛　112

デバイス　139
低血圧　48
低血糖　47, 63, 64, 71, 108, 136
啼泣　24
　――, 持続する　26

トキシックショック症候群　216
渡航後感染症　119
渡航者下痢症　118
渡航歴　117
糖尿病性ケトアシドーシス　127
頭部 CT 撮影の基準　144
頭部打撲　142
特発性血小板減少性紫斑病　222
突然発症（突発性）　137, 164

泣き止まない　24, 30
軟骨下骨骨折　251

乳児疝痛　24
尿検査　95

ネフローゼ症候群　204
粘膜障害　210

飲み込みにくさ　191
脳振盪　143
膿胸　216

バイタルサイン　10, 39
　――の異常　25, 47, 68, 78, 97, 110, 136, 161, 175, 185, 208, 236
跛行　237, 246, 249

播種性血管内凝固症候群　221
肺うっ血　45
肺炎球菌　146
肺高血圧　44, 69
排尿時痛　58
敗血症　79, 237
発熱　78, 84, 89, 93, 116, 146, 181, 215
話しやすい環境　5

びらん　210
皮疹　208, 215
皮膚症状　178
非ホジキンリンパ腫　194
頻脈　63

プラセボ　19
不機嫌　35, 89, 123
浮腫　197, 203, 226
腹痛　93, 102, 121, 126, 131
腹部腫瘤　122, 228
腹部膨満　122
腹膜刺激徴候　122

ヘアターニケット　32
ヘルニア嵌頓　37

歩行障害　58, 236, 244, 249
保護者の心配　41
哺乳不良　35, 39, 43
膀胱炎症状　229
膀胱直腸障害　58

ミオグロビン尿　227

見た目の異常
　47, 78, 97, 110, 136, 161, 175, 185, 208, 236

免疫性血小板減少性紫斑病　222
盲腸捻転症　103
問診　3

薬疹　218

薬物誤飲　63
薬物中毒　65
有効循環血漿量　206

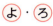

溶血性尿毒症症候群　113
溶連菌感染後急性糸球体腎炎　233
ロールモデル　4